U0307990

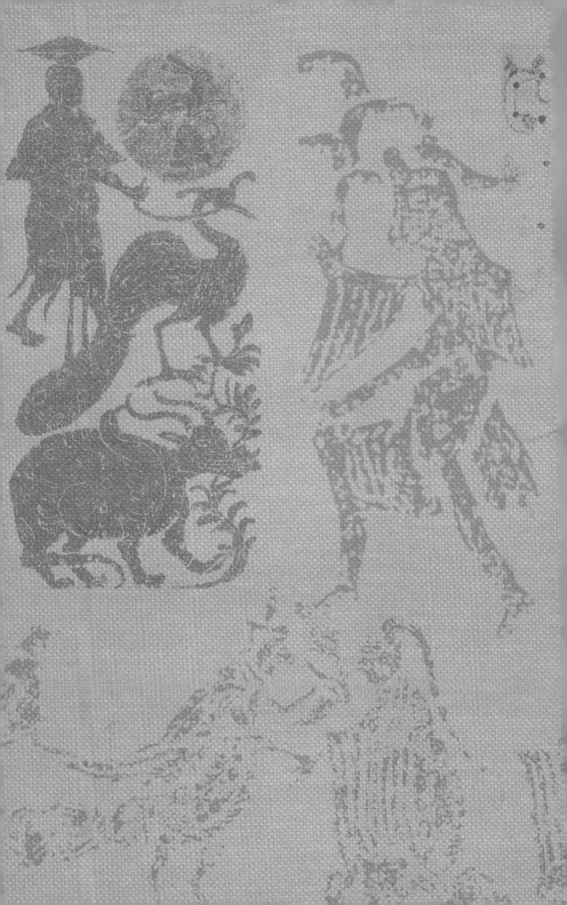

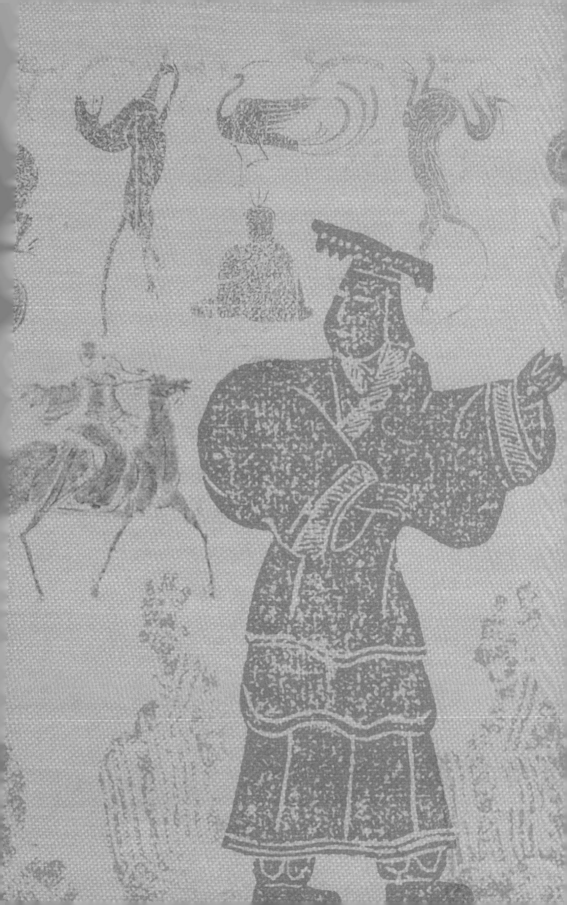

中国古医籍整理丛书

素 仙 简 要

清·奎 瑛 撰

邢玉瑞 校注

中国中医药出版社

·北 京·

图书在版编目（CIP）数据

素仙简要／（清）奎瑛撰；邢玉瑞校注 . —北京：中国中医药出版社，2015.1（2020.11重印）

（中国古医籍整理丛书）

ISBN 978 - 7 - 5132 - 2409 - 3

Ⅰ.①素… Ⅱ.①奎… ②邢… Ⅲ.①医案 - 汇编 - 中国 - 清代 Ⅳ.①R249.49

中国版本图书馆 CIP 数据核字（2015）第 030468 号

中 国 中 医 药 出 版 社 出 版
北京经济技术开发区科创十三街31号院二区8号楼
邮政编码 100176
传真　010 64405750
廊坊市祥丰印刷有限公司印刷
各地新华书店经销

＊

开本 710×1000　1/16　印张 8　字数 41 千字
2015 年 1 月第 1 版　2020 年 11 月第 2 次印刷
书　号　ISBN 978 - 7 - 5132 - 2409 - 3

＊

定价　25.00 元
网址　www.cptcm.com

前　言

中医药古籍是传承中华优秀文化的重要载体，也是中医学传承数千年的知识宝库，凝聚着中华民族特有的精神价值、思维方法、生命理论和医疗经验，不仅对于传承中医学术具有重要的历史价值，更是现代中医药科技创新和学术进步的源头和根基。保护和利用好中医药古籍，是弘扬中国优秀传统文化、传承中医学术的必由之路，事关中医药事业发展全局。

1949 年以来，在政府的大力支持和推动下，开展了系统的中医药古籍整理研究。1958 年，国务院科学规划委员会古籍整理出版规划小组在北京成立，负责指导全国的古籍整理出版工作。1982 年，国务院古籍整理出版规划小组召开全国古籍整理出版规划会议，制定了《古籍整理出版规划（1982—1990）》，卫生部先后下达了两批 200 余种中医古籍整理任务，掀起了中医古籍整理研究的新高潮，对中医文化与学术的弘扬、传承和发展，发挥了极其重要的作用，产生了不可估量的深远影响。

2007 年《国务院办公厅关于进一步加强古籍保护工作的意见》明确提出进一步加强古籍整理、出版和研究利用，以及

"保护为主、抢救第一、合理利用、加强管理"的方针。2009年《国务院关于扶持和促进中医药事业发展的若干意见》指出，要"开展中医药古籍普查登记，建立综合信息数据库和珍贵古籍名录，加强整理、出版、研究和利用"。《中医药创新发展规划纲要（2006—2020）》强调继承与创新并重，推动中医药传承与创新发展。

2003~2010年，国家财政多次立项支持中国中医科学院开展针对性中医药古籍抢救保护工作，在中国中医科学院图书馆设立全国唯一的行业古籍保护中心，影印抢救濒危珍本、孤本中医古籍1640余种；整理发布《中国中医古籍总目》；遴选351种孤本收入《中医古籍孤本大全》影印出版；开展了海外中医古籍目录调研和孤本回归工作，收集了11个国家和2个地区137个图书馆的240余种书目，基本摸清流失海外的中医古籍现状，确定国内失传的中医药古籍共有220种，复制出版海外所藏中医药古籍133种。2010年，国家财政部、国家中医药管理局设立"中医药古籍保护与利用能力建设项目"，资助整理400余种中医药古籍，并着眼于加强中医药古籍保护和研究机构建设，培养中医古籍整理研究的后备人才，全面提高中医药古籍保护与利用能力。

在此，国家中医药管理局成立了中医药古籍保护和利用专家组和项目办公室，专家组负责项目指导、咨询、质量把关，项目办公室负责实施过程的统筹协调。专家组成员对古籍整理研究具有丰富的经验，有的专家从事古籍整理研究长达70余年，深知中医药古籍整理研究的重要性、艰巨性与复杂性，履行职责认真务实。专家组从书目确定、版本选择、点校、注释等各方面，为项目实施提供了强有力的专业指导。老一辈专家的学术水平和智慧，是项目成功的重要保证。项目承担单位山东中医药大学、南京中医药大学、上海中医药大学、福建中医药大学、浙江省中医药研究院、陕西省中医药研究院、河南省中医药研究院、辽宁中医药大学、成都中医药大学及所在省市中医药管理部门精心组织，充分发挥区域间互补协作的优势，并得到承担项目出版工作的中国中医药出版社大力配合，全面推进中医药古籍保护与利用网络体系的构建和人才队伍建设，使一批有志于中医学术传承与古籍整理工作的人才凝聚在一起，研究队伍日益壮大，研究水平不断提高。

本着"抢救、保护、发掘、利用"的理念，该项目重点选择近60年未曾出版的重要古医籍，综合考虑所选古籍的保护价值、学术价值和实用价值。400余种中医药古籍涵盖了医经、基础理论、诊法、伤寒金匮、温病、本草、方书、内科、外科、女科、儿科、伤科、眼科、咽喉口齿、针灸推拿、养生、医案医话医论、医史、临证综合等门类，跨越唐、宋、金元、明以迄清末。全部古籍均按照项目办公室组织完成的行业标准《中医古籍整理规范》及《中医药古籍整理细则》进行整理校注，绝大多数中医药古籍是第一次校注出版，一批孤本、稿本、抄本更是首次整理面世。对一些重要学术问题的研究成果，则集中收录于各书的"校注说明"或"校注后记"中。

"既出书又出人"是本项目追求的目标。近年来，中医药古籍整理工作形势严峻，老一辈逐渐退出，新一代普遍存在整理研究古籍的经验不足、专业思想不坚定等问题，使中医古籍整理面临人才流失严重、青黄不接的局面。通过本项目实施，搭建平台，完善机制，培养队伍，提升能力，经过近5年的建设，锻炼了一批优秀人才，老中青三代齐聚一堂，有效地稳定了研究队伍，为中医药古籍整理工作的开展和中医文化与学术的传承提供必备的知识和人才储备。

本项目的实施与《中国古医籍整理丛书》的出版，对于加强中医药古籍文献研究队伍建设、建立古籍研究平台，提高古籍整理水平均具有积极的推动作用，对弘扬我国优秀传统文化，推进中医药继承创新，进一步发挥中医药服务民众的养生保健与防病治病作用将产生深远影响。

第九届、第十届全国人大常委会副委员长许嘉璐先生，国家卫生计生委副主任、国家中医药管理局局长、中华中医药学会会长王国强先生，我国著名医史文献专家、中国中医科学院马继兴先生在百忙之中为丛书作序，我们深表敬意和感谢。

由于参与校注整理工作的人员较多，水平不一，诸多方面尚未臻完善，希望专家、读者不吝赐教。

国家中医药管理局中医药古籍保护与利用能力建设项目办公室
二〇一四年十二月

许 序

"中医"之名立，迄今不逾百年，所以冠以"中"字者，以别于"洋"与"西"也。慎思之，明辨之，斯名之出，无奈耳，或亦时人不甘泯没而特标其犹在之举也。

前此，祖传医术（今世方称为"学"）绵延数千载，救民无数；华夏屡遭时疫，皆仰之以度困厄。中华民族之未如印第安遭染殖民者所携疾病而族灭者，中医之功也。

医兴则国兴，国强则医强。百年运衰，岂但国土肢解，五千年文明亦不得全，非遭泯灭，即蒙冤扭曲。西方医学以其捷便速效，始则为传教之利器，继则以"科学"之冕畅行于中华。中医虽为内外所夹击，斥之为蒙昧，为伪医，然四亿同胞衣食不保，得获西医之益者甚寡，中医犹为人民之所赖。虽然，中国医学日益陵替，乃不可免，势使之然也。呜呼！覆巢之下安有完卵？

嗣后，国家新生，中医旋即得以重振，与西医并举，探寻结合之路。今也，中华诸多文化，自民俗、礼仪、工艺、戏曲、历史、文学，以至伦理、信仰，皆渐复起，中国医学之兴乃属必然。

迄今中医犹为国家医疗系统之辅，城市尤甚。何哉？盖一则西医赖声、光、电技术而于20世纪发展极速，中医则难见其进。二则国人惊羡西医之"立竿见影"，遂以为其事事胜于中医。然西医已自觉将入绝境：其若干医法正负效应相若，甚或负远逾于正；研究医理者，渐知人乃一整体，心、身非如中世纪所认定为二对立物，且人体亦非宇宙之中心，仅为其一小单位，与宇宙万象万物息息相关。认识至此，其已向中国医学之理念"靠拢"矣，虽彼未必知中国医学何如也。唯其不知中国医理何如，纯由其实践而有所悟，益以证中国之认识人体不为伪，亦不为玄虚。然国人知此趋向者，几人？

国医欲再现宋明清高峰，成国中主流医学，则一须继承，一须创新。继承则必深研原典，激清汰浊，复吸纳西医及我藏、蒙、维、回、苗、彝诸民族医术之精华；创新之道，在于今之科技，既用其器，亦参照其道，反思己之医理，审问之，笃行之，深化之，普及之，于普及中认知人体及环境古今之异，以建成当代国医理论。欲达于斯境，或需百年欤？予恐西医既已醒悟，若加力吸收中医精粹，促中医西医深度结合，形成21世纪之新医学，届时"制高点"将在何方？国人于此转折之机，能不忧虑而奋力乎？

予所谓深研之原典，非指一二习见之书、千古权威之作；就医界整体言之，所传所承自应为医籍之全部。盖后世名医所著，乃其秉诸前人所述，总结终生行医用药经验所得，自当已成今世、后世之要籍。

盛世修典，信然。盖典籍得修，方可言传言承。虽前此50余载已启医籍整理、出版之役，惜旋即中辍。阅20载再兴整理、出版之潮，世所罕见之要籍千余部陆续问世，洋洋大观。

今复有"中医药古籍保护与利用能力建设"之工程，集九省市专家，历经五载，董理出版自唐迄清医籍，都 400 余种，凡中医之基础医理、伤寒、温病及各科诊治、医案医话、推拿本草，俱涵盖之。

噫！璐既知此，能不胜其悦乎？汇集刻印医籍，自古有之，然孰与今世之盛且精也！自今而后，中国医家及患者，得览斯典，当于前人益敬而畏之矣。中华民族之屡经灾难而益蕃，乃至未来之永续，端赖之也，自今以往岂可不后出转精乎？典籍既蜂出矣，余则有望于来者。

谨序。

第九届、十届全国人大常委会副委员长

许嘉璐

二〇一四年冬

王 序

　　中医学是中华民族在长期生产生活实践中，在与疾病作斗争中逐步形成并不断丰富发展的医学科学，是中国古代科学的瑰宝，为中华民族的繁衍昌盛作出了巨大贡献，对世界文明进步产生了积极影响。时至今日，中医学作为我国医学的特色和重要医药卫生资源，与西医学相互补充、相互促进、协调发展，共同担负着维护和促进人民健康的任务，已成为我国医药卫生事业的重要特征和显著优势。

　　中医药古籍在存世的中华古籍中占有相当重要的比重，不仅是中医学术传承数千年最为重要的知识载体，也是中医为中华民族繁衍昌盛发挥重要作用的历史见证。中医药典籍不仅承载着中医的学术经验，而且蕴含着中华民族优秀的思想文化，凝聚着中华民族的聪明智慧，是祖先留给我们的宝贵物质财富和精神财富。加强对中医药古籍的保护与利用，既是中医学发展的需要，也是传承中华文化的迫切要求，更是历史赋予我们的责任。

　　2010 年，国家中医药管理局启动了中医药古籍保护与利用能力建设项目。这既是传承中医药的重要工程，也是弘扬优秀民族文化的重要举措，不仅能够全面推进中医药的有效继承和创新发展，为维护人民健康做出贡献，也能够彰显中华民族的璀璨文化，为实现中华民族伟大复兴的中国梦作出贡献。

相信这项工作一定能造福当今，嘉惠后世，福泽绵长。

国家卫生和计划生育委员会副主任

国家中医药管理局局长

中华中医药学会会长

王国强

二〇一四年十二月

王
序
二

马 序

　　新中国成立以来，党和国家高度重视中医药事业发展，重视古籍的保护、整理和研究工作。自 1958 年始，国务院先后成立了三届古籍整理出版规划小组，分别由齐燕铭、李一氓、匡亚明担任组长，主持制订了《整理和出版古籍十年规划（1962—1972）》《古籍整理出版规划（1982—1990）》《中国古籍整理出版十年规划和"八五"计划（1991—2000）》等，而第三次规划中医药古籍整理即纳入其中。1982 年 9 月，卫生部下发《1982—1990 年中医古籍整理出版规划》，1983 年 1 月，中医古籍整理出版办公室正式成立，保证了中医古籍整理出版规划的实施。2002 年 2 月，《国家古籍整理出版"十五"（2001—2005）重点规划》经新闻出版署和全国古籍整理出版规划领导小组批准，颁布实施。其后，又陆续制定了国家古籍整理出版"十一五"和"十二五"重点规划。国家财政多次立项支持中国中医科学院开展针对性中医药古籍抢救保护工作，文化部在中国中医科学院图书馆专门设立全国唯一的行业古籍保护中心，国家先后投入中医药古籍保护专项经费超过 3000 万元，影印抢救濒危珍、善、孤本中医古籍 1640 余种，开展了海外中医古籍目录调研和孤本回归工作。2010 年，国家财政部、国家中医药管理局安排国家公共卫生专项资金，设立了"中医药古籍保护与利用能力建设项目"，这是继 1982～1986 年第一批、第二批重要中医药古籍整理之后的又一次大规模古籍整理工程，重点整理新中国成立后未曾出版的重要古籍，目标是形成并普及规范的通行本、传世本。

为保证项目的顺利实施，项目组特别成立了专家组，承担咨询和技术指导，以及古籍出版之前的审定工作。专家组中的许多成员虽逾古稀之年，但老骥伏枥，孜孜不倦，不仅对项目进行宏观指导和质量把关，更重要的是通过古籍整理，以老带新，言传身教，培养一批中医药古籍整理研究的后备人才，促进了中医药古籍保护和研究机构建设，全面提升了我国中医药古籍保护与利用能力。

作为项目组顾问之一，我深感中医药古籍保护、抢救与整理工作的重要性和紧迫性，也深知传承中医药古籍整理经验任重而道远。令人欣慰的是，在项目实施过程中，我看到了老中青三代的紧密衔接，看到了大家的坚持和努力，看到了年轻一代的成长。相信中医药古籍整理工作的将来会越来越好，中医药学的发展会越来越好。

欣喜之余，以是为序。

中国中医科学院研究员

马继兴

二〇一四年十二月

校注说明

一、作者简介及著作内容

奎瑛，号素仙，长白（今吉林）人，满族，幼习医，医术精湛，后为医官。道光十年（1830），清宣宗患病，诏令诊视，投剂获愈，升为太医院左院判。奎瑛特别重视药物，采摭群说，于道光二十二年（1842）撰成《素仙简要》四卷，重点论述药物的性用、配伍、用法以及望、闻、问、切四诊要领，而尤重脉诊。全书内容简要，为较好的普及性读物。诚如其自序所说："药性取其简明，诊候揭其要旨。酌古准今，参互考订。平居读之，可期理法贯通；临证施之，不致攻补差谬。使为师者必由是而教，为弟子者必由是而学，盖为医家初学之津梁也。"

二、版本情况及底本、校本的选择

本书校注以清道光二十四年甲辰（1844）明道堂刻本为底本，以1914年上海石竹山房石印本（简称石竹山房本）为校本。由于本书是古代医籍的摘要汇编，引用了《内经》《难经》《伤寒论》《神农本草经》《脉经》《中藏经》《本草衍义》《汤液本草》《珍珠囊补遗药性赋》《本草纲目》《濒湖脉学》《本草蒙筌》《本草备要》《景岳全书》《类经》《医宗金鉴》等著作，故以上述著作为他校本。

三、校注的具体方法

1. 采用简体横排形式，并对原文加用标点。

2. 凡底本中繁体字、俗字、异体字，予以径改，不出注。底本中古字、通假字，原文不改，于初见处出注说明。难字、生僻字酌加注释。

3. 凡底本中有脱误衍倒之处，信而有征者，予以改正，并出校说明；无确切证据者，出校存疑。

4. 凡底本与校本文字有异，义皆可通者，原文不改，出注说明；而校本明显有误者，不再出校注。

5. 书中药物字形不规范者，除药物异名外，均以药物规范字律齐。

6. 原书眉批以小字加方括号的形式排在正文之中。

7. 原书每卷前有"长白奎瑛素仙著辑 男钟禄校订"字样，卷末有"素仙简要卷×终"字样，今一并删去。

8. 底本"凡例"各条前原有提示符"—"，今一并删去。

9. 原文中所涉人名、地名、书名、药名及专业术语等，较为生疏者出注说明。

10. 原文中典故较为生疏者，简注说明其意义，并注明出处。

11. 凡原文中明引前代文献，其中引用与原文无差者，用"语出"；引用与原文有出入者，用"语本"；凡称引自某书而某书不见反见于他书者，用"语见"。

序

　　医之为道，其义深，其旨博，故不有出人之智，不足以造达精微；不有执中之明，不足以辨正毫厘。是在天资高妙者，方可以学医；博极①群书者，方可以语医也。今同旗太医院左院判②奎素仙公，天分既高，师古复细，盖其学深识人情之理，而又能融会百家之义，其于格物致知③，穷理尽性之道，非可以与方技同类而轻量之也。昔范文正公④有言：不为良相，当为良医。乃知有圣君不可无良相，良医之权又与良相等。今素仙公可谓医之良者也，所著《简要》一书，辑而成帙⑤，请序于余。余详加翻阅，触类引伸，实足以启迪后人，先生济世之心深且远矣。顾学者非其素习，一旦欲尽通前人之说，岂不甚难？今得句梳字栉⑥，一目了然，而又会萃古人切要之旨，卷帙无多，所赅甚博，在见闻未多者，固当奉为圭臬⑦。自今以后，家传户诵，素仙之造福于天下者不小，而造福于千万世者

---

① 极：原作"集"，据石竹山房本改。
② 院判：太医院长官的副职。
③ 格物致知：谓研究事物原理而获得知识。
④ 范文正公：即范仲淹，谥号"文正"。
⑤ 帙：线装书的函套。此指书册。
⑥ 句梳字栉：逐字逐句仔细推敲。
⑦ 圭臬：指圭表。比喻准则或法度。

胡可量哉！余获此编，大喜大快①，既为之序②，遂捐资付之剞劂③，以广其传④。

岁次道光壬寅⑤冬月前任兵部尚书都察院右都御史总督湖广等处地方提督军务兼理粮饷莲舫弟嵩孚拜撰

① 大喜大快：此后石竹山房本有"冀速其传"四字。

② 既为之序：石竹山房本作"遂为序之"。

③ 剞劂（jījué 机绝）：刻书。

④ 捐资……其传：石竹山房本。作"而赞其刻之"。

⑤ 壬寅：以下石竹山房本作"仲春世袭一等男爵陕西西安府知府愚弟贵麟顿首拜撰"。

崔　序①

医家古未有书，有之，自《灵枢》《素问》始，尔后如《甲乙》《难经》《病源》《外台》《千金》，殆如重规叠矩，凡数十家，而以仲景《伤寒》括其总要焉。宋元以降，名医代起，而求其指归，不外仲景之旨。然博而不精者，固有之矣；精而不粹者，亦所难免。我朝之徐灵胎，固一代之巨擘也，即如所著《洄溪医案》《医学源流论》，几于家弦而户诵②之矣。然继此而求如灵胎其人，亦罕睹矣，此名医之所以不易见也。顷③，夏竹斋兄手一编见示，则长白奎公之《素仙简要》也。余三复读之，爱其深入《灵》《素》《伤寒》之阃奥④，而以简易出之，令世之读其书者可一望而知医理之所在，而不致为庸医所惑，是足取也。盖自名医不作，庸医遂以不学者乱先圣之法，世之慎重其生者，知庸医之难任，而又卒不得良医以济之，而先圣之法，遂至为世诟病，而医道乃凌夷⑤而不可问矣，可叹也！甚愿以此书救其不逮⑥，庶几⑦不致以生人者杀人，而先圣之法遂以庸医泯也。乃喜而为之叙。

　　　　　甲寅岁重阳后一日止园崔永安撰序并书于沪上

---

①　崔序：此序据石竹山房本补。

②　家弦而户诵：谓家喻户晓。典出《诗经·郑风·子衿·毛传》。

③　顷：近日。

④　阃（kǔn 捆）奥：喻学问、事理的精微深奥。

⑤　凌夷：衰落，衰败。

⑥　不逮：不及。

⑦　庶几：也许可以。

自　序

　　或有问于予曰：古人云医，小道也。又云人而无恒，不可以作巫医。何谓也？予应之曰：所谓有恒者，因其任重也；所谓小道者，言其工贱也。人之所系，莫大乎生死。王公卿相，圣贤豪杰，可以旋转乾坤，而不能保无疾病之患，一有疾病，不得不听之医者，而生杀惟命矣。夫一人系天下之重，而天下所系之人，其命又悬于医者，下而一国一家所系之人，更无论矣，其任不已重乎！而独是其人者，又非有爵禄道德之尊，才高学广之誉，既非世之所隆，则其自视，亦不过为衣食之计，虽一介之微，招之而立至，其业不已贱乎！任重则托之者，必得伟人；工贱而业之者，必无奇士。故有恒之士，因小道耻与同俦，有所不为；无知之徒，此重任反掌生杀，有所不能窥。人情相逼，势出于相违，此千古之两端。是以良医代乏，而道因之日坠也。故曰：必有真人，而后有真知；必有真知，而后有真医。医之为道，岂易言哉！若夫寻方逐迹，龊龊庸庸[1]，椒、硫杀疥，葱、薤散风，谁曰非医也？而缁衣黄冠[2]，总称释道，矫言伪行，何匪[3]儒流？是泰山之与邱垤[4]，河海之与行潦，固不可同日语也。又若阴阳不识，虚实误攻，心粗胆大，

----

① 龊龊庸庸：拘谨低微貌。
② 缁衣黄冠：谓僧尼的服装，道士之冠。
③ 匪：同"非"。
④ 邱垤：小土山。

执拗偏庸，非徒无益，而又害之之徒，殆又椒、硫、葱、薤之不若小道之称，且不可当，又乌足以言医道哉？不因子之问，予先已有所憾，因述《人情论》于集中，古人立言之意，不亦宜乎！问者唯唯而退。予时方辑《简要》，因悉次是语，以冠篇首，诚不自知其无当，望高明之家教之。

素仙奎瑛题于明道堂之悦心书室

自 序

　　夫医虽小道，实天下苍生性命所关，非诸末技之可比也。考医之书，肇自轩岐《素问》《灵枢》二书，垂训千古。其后续有《汤液》《难经》、仲景诸书，无微不阐，无蕴不宣。自唐宋以来，名家百氏方书灿陈，炳若星日①，治疗之法可谓备矣。惟药性、诊候二书，指不胜屈，其大者卷帙浩繁，难于遍观诵读，小者又阙略而未尽精微，均为未善。且间有自相牴牾，反足惑人者。余尝忧之，不揣谫陋，博考经籍，采摭群言，汇辑二编。药性取其简明，诊候揭其要旨。酌古准今，参互考订。平居读之，可期理法贯通；临证施之，不致攻补差谬。使为师者必由是而教，为弟子者必由是而学，盖为医家初学之津梁也。至于深造之士，当于全书而究心焉。余髫龄②肄业，留心医术，迄登仕版，邀禄天家，上自王公，下及士庶，延请招致，日无虚暇，所投方剂，幸少贻误。适庚子③春月，奉诏保和圣躬④，进方安愈，即蒙恩擢任太医院左院判之职。感荷殊荣，自惭非分，由是日夕倍加兢惕，图展报效之微忱⑤，深愧测海之浅见，

---

　　① 炳若星日：光明如同日月星辰。
　　② 髫（tiáo 条）龄：幼年。髫，古时童子下垂之发，泛指孩童。
　　③ 庚子：道光二十年（1840）。
　　④ 奉诏保和圣躬：石竹山房本作"圣躬违和，召令诊视"八字。
　　⑤ 微忱：微薄的心意。

用敢竭尽鄙诚①，谨抒医诀，以就正于有道②云尔。

时大清道光二十二年岁次壬寅春月

太医院左院判奎瑛谨序

---

① 鄙诚：谦辞。自己的忠诚。
② 有道：有德才的人。

凡　例

本草、诊候，全书词繁义奥，论述诚难，若徒尚词华，必支离蔓衍。是编之作，参《灵》《素》《汤液》以成书，发挥经旨，不事虚文，惟在简当易明。间附汉唐以来诸家所论，有足补经义未及者，亦采一二。但资初学便读，因仿节录之，以裨实用，非敢妄为苟简也。

《神农本草》三卷，三百六十种，分上中下三品；梁陶弘景增药一倍，随品附入；唐宋重修，各有增附，或并或退。今通列为四性，凡五百六十四种，各以类从，初学读之，一览可知，庶几章句贯通，则蕴奥自见，正不必高为议论，而卑视训诂之辞也。

是集所载，皆中正和平，诸事①所共取，人世所常用。至于药味幽僻，采制艰难，及出奇好异之说，言虽出自古人，与理相背者，概不选录。

望闻问切，古圣称为神圣工巧，盖医之首务。经云：能合色脉，可以万全。又云：闻其声，而知其人之疾苦；问其苦欲，而知其病之所在。是虽圣人，不能舍此以为法也，而况后学乎！今取望闻问切，上合《灵》《素》之言，拟成章句，集为一编。学者熟习谙练，临证之时，自有得心应手之妙。

药性、诊候二书，医家必须熟读。书不熟则理不明，理不

---

① 事：石竹山房本作“书”。

明则见识不真，至于临证游移，漫无定法，难以奏效。是集统会经义，由博返约，用便搜求，使学者易于记诵，实从前未有之编，亦可以为医林中行远升高之一助耳。有识之士，当不以愚言为狂谬也。

目　录

卷之一

平性药品

平药总括，味淡性平。

白芍和肝益肺，敛汗止痛以安胎；赤芍泻肝散瘀，理疝除瘕消目赤。陈皮调中快膈，顺气消痰，宣通五脏；青皮开郁破滞，消胀散痞，疏泻肺肝。香附利三焦，解六郁，理气必用；当归益肝脾，调荣卫，治血无遗。石斛退虚热滋阴，能平胃气；远志［批：远志苗名小草］治迷惑惊悸，可益心神。天门冬润燥滋阴，治肺痿肺痈，咳吐脓血；麦门冬清心润肺，止咳嗽生津，解热除烦。甘菊花明目清眩，平肝制木之用；枇杷叶清肺和胃，消痰降气之施。荷叶、莲房，性平而止诸血；荆沥、竹沥，润燥专化痰涎。牛膝下气治腰膝，而通虚淋；木瓜驱湿理脚气，可医转筋。益母草［批：益母草一名茺蔚］、泽兰叶，疗经产之病；密蒙花、石决明，治目科之疾。钓藤①钩治惊痫抽搐，兼止眩晕；羚羊角能明目截风，可治拘挛。金银花［批：金银花一名忍冬藤］疗痈疽疥癣，清热解毒之剂；蒲公英［批：蒲公英一名黄花地丁］消乳痈肿核，利水通淋之需。水葱导

---

① 钓藤：即钩藤。

湿热利膀胱，能医泄泻；马勃清肺热治咽痛，可敷诸疮。玉簪根［批：玉簪根一名白鹤仙根］有刮骨取牙之力，金盏草为肠痔下血之需。水仙根能涂吹乳，茉莉花可入茗汤。椿根皮涩肠止血，有断下之功；榆白皮滑胎利窍，有治淋之用。槟榔消食行痰，攻坚去胀；厚朴宽胸散满，平胃调中。柴胡［批：柴胡一名茈胡］宣畅气血，清邪热和解表里；葛根表出痘疹，治飧泻发汗解肌。薄荷散风清热，治惊痫之疾；萆薢驱风去湿，治遗浊之症。地骨皮清肺中伏热，退烧止嗽；牛蒡子［批：牛蒡子一名鼠黏子，又名恶实］散诸肿疮疡，消疹利咽。夏枯草缓肝消瘰，止目珠之痛；蔓荆子祛风凉血，治头痛之疾。牡丹皮［批：牡丹皮一名百两金］定①惊痫癥疢，凉血通经，吐衄必用之药；天花粉治痰热燥渴，降火润肺，排脓消肿之施。灯心降心火，清除肺热；荷梗调中气，通畅胸膈。宽胸下气，消胀散痞，枳壳缓而枳实速也；补虚退热，破瘀生新，大蓟先而小蓟次之。［批：大小蓟一名野红花］瓜蒌②仁润肺清火，止嗽之用；车前子［批：车前子一名芣③苢］利水止泻，明目之施。贝母清痰止嗽而润心肺，桔梗宽胸抑肺而利咽喉。地榆疗崩漏肠风血痢，石韦治淋症通利膀胱。木耳、蓼实，为止血之剂；红曲、苏木，为行血之施。败酱医产后腹痛，恶露不

---

① 定：石竹山房本作"治"。
② 瓜蒌：原作"蓏蔂"，据石竹山房本改。
③ 芣：原作"茎"，据石竹山房本改。

止；酸浆治咳嗽咽痛，烦热堪除。鸡血藤能活血行血，医癥瘕等症；鸡冠花治尿血便血，疗崩带诸疾。地锦止下部诸血，地衣敷阴上粟疮。大腹皮、豆蔻皮，消胀治水肿；预知子、莪桐子，益气去癥瘕。紫花地丁解毒消肿，王不留行［批：王不留行一名金盏银台］下乳催生。白鲜皮除湿热，专理风痹；地肤子［批：地肤子一名扫帚］治诸淋，可洗疥疮。土茯苓驱风湿之药，天仙藤治子肿之疴。芦根降火而止呕哕，棕榈泻热而止诸血。芙蓉花调涂痈肿，马齿苋［批：马齿苋一名五行草］捣敷诸疮。天竺黄豁痰清热，客忤惊痫之剂；水杨柳发斑快疹，痘疮不起之施。白及有补肺之功，白蔹有敛疮之用。杜牛膝［批：杜牛膝一名天名精，又名地松①］治乳蛾喉痹，凌霄花［批：凌霄花一名紫葳］破癥瘕去瘀。葫芦皮、茯苓皮②，外肿内胀之药；女桢子③［批：女桢子一名冬青］、枸杞子，肝虚肾损之资。楮实助阳，楮皮能消浮肿；桑枝舒筋，桑叶能去风湿。以丹参功同四物，用葳蕤［批：葳蕤一名玉竹］可代参芪。蒲黄利小便，消瘀止痛；卷柏破癥瘕，行血通经。桑白皮泻肺火，痰嗽肿喘之药；桑寄生助筋骨，风湿痿痹之需。百部、兜铃清肺热，治痰嗽喘促；昆布、海藻疗五膈④，治癞疝瘿瘤。

卷之一
三

---

① 地松：石竹山房本作"地菘"。
② 茯苓皮：石竹山房本作"赤苓皮"。
③ 女桢子：即女贞子。
④ 五膈：即忧膈、气膈、食膈、寒膈、饮膈等五种膈证。参见《外台秘要》卷八。

莪术［批：莪术一名广茂①］医痃癖②，止心腹诸痛；姜黄［批：姜黄一名宝鼎香］平肝气，治气胀血积。郁金［批：郁金一名草麝香］能治血住痛，三棱可破气除坚。血竭［批：血竭一名麒麟竭］散瘀生新，为和血之用；没药消肿止痛，有理气之能。马蔺子消痰理疝，透骨草活血舒筋。虎耳草煎汁专滴聤耳，鹿角菜浸化用以梳鬏。冬葵子滑胎利窍，医水肿狐疝；薏苡仁健脾渗湿，治脚气肺痈。石榴皮有涩肠固下之力，枳椇子有除烦解酒之功。薤白治胸痹泻痢，谷芽能开胃和中。白扁豆消暑除湿，医肿胀泻痢；淡豆豉发汗解肌，治烦躁懊憹。冬瓜皮消除水肿，莱菔子宽畅胸膈③。荞麦面实肠胃，动风发病；豆黄卷疗筋挛，行瘀去湿。麦芽助胃消食，除胀回乳之用；浮麦养阴止汗，骨蒸劳热之施。山查④［批：山查一名山里红］消积健脾行气，神曲克食化饮调中。萝卜［批：萝卜一名莱菔］宽胸⑤化痰，治咳嗽吞酸之症；山药［批：山药一名薯蓣］健脾理肺，疗滑肠泻痢之疾。消痰壅以白果［批：白果一名银杏］，行瘀血以桃仁。菠菜滑肠，能发腰痛；竹笋利水，通畅胸膈。水芹和血止带，蘑菇益胃化痰。黄瓜除烦而利水，紫菜开胃以消瘿。芡实［批：芡实一名鸡头子］有补脾固涩之力，麻仁

---

① 茂：原作"茂"，据文义改。
② 痃癖：病名。指脐腹偏侧或胁肋部时有筋脉攻撑急痛的病症。
③ 冬瓜皮……胸膈：石竹山房本作"莱菔子宽胸利气，冬瓜仁明目和肝"。
④ 山查：山楂。
⑤ 宽胸：石竹山房本作"宽中"。

有滋燥润肠之能。赤小豆敷疮疡，能消水肿；冬瓜仁退翳障，可治肠痈。陈廪米医霍乱吐泻，杵头糠治膈气塞噎。糯米发痘止汗，粳米有除烦止渴之功；黄豆清胃解毒，黑豆有补肾明目之用。百合润肺宁心而止嗽，秋梨清热解渴以消痰。大枣和百药，健脾润肺；杏仁止咳嗽，降气行痰。莲子固肠健脾，治浊止泻之剂；莲蕊涩精止血，清心通肾之需。榧实杀虫有效，绿豆解毒无疑。海松仁润大肠，荔枝核治癫疝。乌梅解毒杀虫，涩肠而敛肺；桑葚聪耳明目，入肾以滋阴。菱米消暑安中之品，藕节养心止血之资。西瓜解暑利便醒酒，甜瓜除烦清热生湿。柿干去肠风，润肺以宁嗽；荸荠治反胃，清热以安中。甘蔗润燥止呕，橄榄利咽清火。白糖和中，黑糖活血。佛手止痛，香橼缓肝。柿蒂止呃逆，柿霜治口舌疮痛；橘核止疝痛，橘叶能消散乳痈。饴糖润肺和脾，藕粉调中顺气。冬瓜、丝瓜，利便能消浮肿；鲤鱼、鲫鱼，行水可益胃中。麦麸醋拌蒸，能祛寒止痛；茄根水渍煮，可薰①洗冻疮。百沸汤［批：百沸汤一名太和汤］助阳气活络之用，阴阳水②定霍乱吐泻之施。齑水解毒化饮，浆水止渴除烦。急流水通利二便，回澜水宣吐痰涎。无根水解热烦，洗足止衄；腊雪水除瘟疫，抹痱为良。地浆治腹痛泻痢，夏冰解热甚昏迷。金有安神治痫之用，银为镇怯降逆之施。铅［批：铅一名水

---

① 薰：同"熏"。
② 阴阳水：指凉水和开水或井水和河水合在一起的水。

中金] 能坠痰，铅丹 [批：铅丹一名黄丹] 熬膏必用；铁能解药，铁落狂怒为宜。自然铜去折伤，散瘀止痛；密陀僧染髭须，止血杀虫。铁锈①治赤游肿痛，铜绿能导吐风痰。朱砂 [批：朱砂一名丹砂] 镇心肝，有定惊辟邪之验；琥珀安魂魄，有通塞治淋之功。珊瑚退小儿麸翳，宝石拭入目灰尘。铅粉 [批：铅粉一名胡粉，又名锡粉] 能拔毒生肌，青空治青盲内障。磁石 [批：磁石一名吸铁石] 通耳明目，惊痫为良；礞石下气平肝，利痰必用。石燕止肠风带淋之症，石蟹除目生障翳之疾。白石英以润肺，紫石英以和肝。代赭石 [批：代赭石一名土朱] 调逆气止抽搐，镇惊有验；炉甘石点翳障消云蒙，治目为良。浮石 [批：浮石一名海石] 清肺降火，痰嗽可止；蓬砂②化痰清热，喉痹能通。古文钱疗跌扑伤损，沙石淋痛之症；白瓷器治汤泡火灼，目生翳膜之疾。赤石脂、禹余粮止崩治泻，功专固下；花乳石、无名异③化痰止痛，并治金疮。白矾涤痰坠浊，敷阴蚀阴挺，胆矾有涌吐之功；食盐导痰润下，治积饮喘逆，青盐有补肾之用。龙骨涩肠固精，敛汗定喘；龙齿镇心安魂，止痫定惊。龟板补心益肾，治崩漏泻痢产难，及伤寒阴虚不能作汗；鳖甲理肺和肝，疗咳嗽癥瘕诸疟，及骨蒸劳瘦寒热往来。蛤蚧有止嗽定喘之用，蛤粉有固肠敛

---

① 锈：原作"绣"，据文义改。
② 蓬砂：硼砂。
③ 无名异：一种结核状的软锰矿石，入药能止痛生肌。

汗之功。珍珠收口生肌，云碍①补中下气。乌鲗骨［批：乌鲗骨一名海螵蛸］行瘀住崩，能通血脉；穿山甲溃痈排脓，性善通经。五棓子②止嗽止血而敛汗，瓦楞子行瘀行血以消痰。蝉蜕治夜啼，退目翳疮疡瘾疹；僵蚕涤胎垢，利咽喉消风化痰。牡蛎消瘰疬，有涩精敛汗固肠之用；蟾蜍贴痈疽，有杀虫疗疳退热之功。露蜂房治惊痫而起阴痿，蟹爪甲消瘀血能下死胎。鸡肫皮［批：鸡肫皮一名鸡内金，又名脆胵］除热止烦，能消水谷；牛皮胶［批：牛皮胶一名黄明胶］化痰宁嗽，可治肠风。白蜡续筋接骨，黄蜡止痛生肌。蜂蜜调荣益卫，润燥和中之品；阿胶滋阴和血，安胎止痢之资。桑虫治痘疮不起，蚕砂能驱风胜湿。桑螵蛸有益精固肾之力，雄蚕蛾有强阳不倦之功。蚕茧专医消渴，象皮善治金疮。蝼蛄［批：蝼蛄一名土狗］治十种水病，蜘蛛涂瘰疬结核。蛤蟆有通乳壮阳之力，蜣螂为消胀利便之施。蛇蜕［批：蛇蜕一名龙子衣］医产难目翳，猬皮涂五痔肠风。童便引火下行以滋阴，发炭［批：发炭一名血余］消瘀通经止诸血。金汁除烦热而解温毒，秋石润三焦降火滋阴。牛肉补脾，用牛乳以润燥；羊肉益气，用羊血以解毒。鸡冠血治中恶惊忤，猪尾血治痘疮倒靥。海参调中醒脾，燕窝益气滋阴。鸭肉能补虚劳，鸡肉性善温中。胡麻［批：胡麻一名芝麻，又名巨胜子］润燥，麻油有消肿毒之功；猪蹄通

---

① 云碍：云母。
② 五棓子：五倍子。

乳，胆汁有导大便之用。鸡矢治蛊胀，鸡子益气补血；驴尿治反胃，马尿杀虫破癥。凡二百九十种，平性之药，与病相宜者用之。

温性药品

温药总括，味甘性温。

人参通血脉，益精神，大补元气；沙参补肝脾，止劳嗽，专理肺虚。炙甘草益三焦元气，解百毒，协和诸药，生用而泻心火；炙黄芪补脾胃温中，生肌肉，排脓内托，生用而固表虚。黄精［批：黄精一名戊己芝］安五脏，补中益气之用；半夏［批：半夏一名守田］和脾胃，止呕化痰之施。熟地黄补血滋阴，理胎产百病；何首乌［批：何首乌一名九真藤］添精益髓，治痈肿诸疾。白茯苓有补脾除湿之力，赤茯苓有治肿通淋之功。覆盆子、菟丝子［批：菟丝子一名金丝草］益精固肾，能医阴痿；海桐皮、五加皮驱风胜湿，可治拘挛。白术消痰燥湿，有补脾安胎之用；苍术除湿和胃，有解郁治痿之功。五味子收肺气，滋肾水，敛汗而定喘嗽；山茱萸安五脏，通九窍，固精专益肾肝。艾叶理气血，驱寒湿，调经安胎，止崩治带，以之熨灸，能透诸经；续断通血脉，理筋骨，崩带胎漏，腰痛肠风，施之外科，可消痈痔。杜仲补胎漏胎堕，腰膝痠痛之剂；红花能活血破血，消肿润燥之需。金樱膏固精秘气，圆眼肉①葆血养心。诃子敛肺固肠，医喘嗽泻痢；蕤仁消风散热，能明目生光。秦艽养血荣筋，退虚热疗风寒湿痹；乌药调中理气，疏胸腹治一切气疾。甘草梢治淋浊茎中作痛，甘草节医疮疡清热解毒。酸枣仁治胆虚不眠，敛汗宁心之用；柏子仁能安神益智，滋肝悦脾之施。史君子②除热健脾，医小儿百病；罂粟壳涩肠敛肺，治疼痛诸疾。狗脊强筋健骨，治脚弱腰痛之症；茯神养神益智，医惊怯健忘之疾。葳灵仙③驱风湿肿胀，宣疏五脏，性极快利；延胡索治气滞血凝，内外诸痛，其效甚速。苍耳子［批：苍耳子一名羊负来］清头目可治鼻渊，刘寄奴治金疮功专破血。石楠叶利筋骨，脚气风痹之药；豨莶草［批：豨莶草一名黏糊草］强腰膝，冷痛麻痹之资。桂心止九种心痛，松节驱骨节风湿。旱莲草疗肠风下血，没石子能固气涩精。谷精草有明目退翳之功，白芥子有利气豁痰之力。桐叶沐头风而生发，楸叶敷痈肿以消毒。茵芋理风湿拘挛痹痛，紫菀治咳逆润肺消痰。石菖蒲利窍发音，除痰而开心孔；天南星［批：天南星一名虎掌］治风散血，降痰可治惊痫。刺蒺藜散肝风益精明目，沙蒺藜补肾气止带固精。款冬花止咳治嗽，寒热虚实皆可施用；旋覆花［批：旋覆花一名金沸草］下

---

① 圆眼肉：即龙眼肉。
② 史君子：即使君子。
③ 葳灵仙：即威灵仙。

气行水，痰结坚痞噫气并除。白药子消瘿止血，黄药子解热除痰。茜草［批：茜草一名血见愁］消瘀通经，能行血止血；三七［批：三七一名金不换］散瘀止血，治金疮杖疮。木贼［批：木贼一名茎草］解肌散火，可退目翳；芜荑杀虫化痞，能去风湿。百草霜专消积止血，伏龙肝［批：伏龙肝一名灶心土］治吐衄呕哕。缩砂消胀散痞，有快气醒脾安胎之用；肉果［批：肉果一名肉豆蔻］暖胃调中，有逐冷涩肠止泻之功。骨碎补疗肾虚久泄，荜澄茄医反胃吐食。木香疏肝脾升降诸气，沉香［批：沉香一名沉水香］坠痰涎止痛和中。樟硇①［批：樟脑一名韶脑］辟蛀虫，除湿滞脚气之疾；冰片［批：冰片一名龙脑香］通诸窍，敷咽鼻口目之症。安息香辟邪，诸痛可止；零陵香润发，下痢堪医。甘松香消胀止痛，松脂香活血排脓。苏合香开郁结，有辟恶之用；降真香［批：降真香一名紫藤香］治金疮，有止血之能。檀香［批：檀香一名旃檀］利胸膈，开胃理气；杉木治脚气，消胀散风。乳香［批：乳香一名薰陆香］活血调气，能止诸痛；阿魏消积杀虫，兼化癥瘕。山柰暖中止痛，松脂化毒生肌。皂角吐痰涎，搐鼻作嚏；皂刺达患处，溃散痈疽。桂枝调和荣卫，解肌止汗，胁痛胁风并治；麻黄专入肺经，发汗散风，喘哮咳逆兼医。芎䓖开六郁，润燥调经，引少阳之药；荆芥［批：荆芥一名假苏］清头目，利咽解毒，愈产后

---

① 樟硇：即樟脑。又，石竹山房本作"樟脑"。

之风。藿香开胃止呕，医霍乱吐泻；香薷调中退热，专清暑利湿。天麻治诸风掉眩，平肝理气；白芷疗目昏头痛，消肿排脓。浮萍洗涤疮疡而发汗，紫苏解肌发表以宽中。苏子有润肺消痰之用，苏梗为开胃顺气之施。羌活治伤寒中风，兼除目赤；独活医痉痫湿痹，善理伏风。藁本治头痛连脑，辛夷〔批：辛夷一名木笔花〕疗鼻塞鼻渊。前胡理肺消痰，止喘哮痰嗽；防风去风胜湿，除上焦风邪。升麻表疹消斑，泻痢崩带兼治；细辛宣风通窍，咽鼻口目皆医。狼毒能涂干癣，莨菪可治折伤。生姜祛寒发表，有畅胃开痰止呕之力；胡荽通窍辟恶，有透表痧疹痘疮之功。蒜能开胃辟瘟，而达诸窍；葱能解肌通气，可熨阴毒。香薷发痘疹，治溲浊不禁；小茴医寒疝，专理气调中。醋〔批：醋一名苦酒，又名醯〕有散瘀消食之用，酒为遣兴行药之资。白花蛇截惊，医中风瘫痪；乌梢蛇定搐，能透骨搜风。五灵脂治血症心腹之痛，豭鼠矢①疗伤寒阴易之疾。獭肝除传尸鬼疰之症，鹿角有消肿散热之功。望月砂②疗五痔，治痘后生翳；左盘龙③解阴毒，涂人马疥疮。人牙起痘疮倒黡，人乳润五脏调中。紫河车治虚损劳极，大补气血；裈裆末疗伤寒阴易，腹痛舌出。凡一百三十二种，温性之药，于病相符者用之。

---

① 豭（jiā 家）鼠矢：雄鼠粪。豭，雄性。矢，"屎"的古字。
② 望月砂：野兔的干燥粪便，性味辛寒，能去翳明目，解毒杀虫。
③ 左盘龙：即鸽粪，以野鸽粪为良。

寒性药品

寒药总括，味苦性寒。

大黄［批：大黄一名将军］下燥结，除瘀热，其用走而不守；芒硝破积聚，泻实热，可使推陈致新。栀子清心肺之热，治吐衄五黄五淋；黄芩泻三焦之火，除脾湿退热安胎。犀角清心，除胃中大热，谵语发斑之用；黄连凉血，退上焦火邪，肠澼泻痢之需。石膏［批：石膏一名寒水石］入三焦，清火解肌而消烦渴；滑石［批：滑石一名画石］通六腑，荡热生津兼治暑湿。元明粉有润燥破结之力，元精石有清热治目之功。木通利小便，导诸经湿热；猪苓入膀胱，治烦渴懊憹。山豆根清肺热，专理咽痛；龙胆草平肝火，兼治目疾。知母滋阴治烦热，有理肺之用；黄柏润燥泻膀胱，有治痿之能。大青治狂热发斑，白薇医中风身热。青黛除五脏之郁火，苦参利三焦之湿热。胡黄连治五心烦热，可理疳疾；白头翁［批：白头翁一名野丈人］疗热毒血痢，能医齿痛。元参［批：元参一名黑参］明目利咽，散浮游之火；连翘排脓消肿，治疮疡之疾。生地黄［批：生地黄一名地髓］滋阴退阳，疗惊悸，能调和诸血；侧柏叶养阴清热，去风痹，治一切血疾。泽泻利湿行水，有聪耳明目之功；竹茹清热除烦，有凉血开胃之用。茵陈治疸黄，发汗利水；防己医脚气，去热除湿。郁李仁疗水肿癃急之药，马鞭草为通经破血之施。胡桐泪①清火能利咽喉，芭蕉根消渴可医血胀。紫草凉血，治痘疮热毒之用；青蒿清火，退骨蒸虚热之资。槐花止诸血，能薰洗外痔；槐实润肝燥，疗五痔肠风。青葙子［批：青葙子一名草决明］明目镇肝，治青盲障翳；决明子除风清热，去一切目疾。通草［批：通草一名通脱木］治五淋专清肺热，萹蓄［批：萹蓄一名道生草］医热淋而利膀胱。秦皮止崩治痢，木槿清燥润肠。白茅根除伏热，止吐衄诸血；淡竹叶解燥渴，清心脾热烦。射干［批：射干一名乌扇］泻实火消积痰，治喉痹咽痛；瞿麦利小肠治热淋，能明目通经。茶有消食清上之功，墨有涂痈止血之用。苦楝子［批：苦楝子一名金铃子］利膀胱，疝气要药；海金沙治五淋，茎痛尤良。常山［批：常山一名蜀漆］引吐行水，专治诸疟；葶苈定喘止嗽，破气消积。蔷薇根漱口疮齿痛，土瓜根能破血通经。鹤虱治蛔啮腹痛，漏芦能下乳排脓。贯众行血消瘀，浸水中饮之，辟时行瘟疫；雷丸消积化滞，和麻酱服之，杀肠胃诸虫。橡壳止肠风崩中带下，槐枝洗下部肿痒诸疾。乌臼木②通肠利水，孩儿茶止血收湿。急性子破积块下胎之药，山茨菇③敷痈疮疔肿之需。甘遂、大戟［批：大戟一名下马仙］、芫花

---

① 胡桐泪：又名胡桐律。为杨柳科杨属植物胡杨的树脂流入土中，多年后形成的产物。苦、咸，寒，归肺、胃经。清热解毒，化痰软坚。

② 乌臼木：即乌桕木。为大戟科乌桕属植物乌桕的根皮或树皮。

③ 山茨菇：即山慈菇。

[批：芫花一名头痛花]，行水攻决而性峻；莞花①、泽漆［批：泽漆一名猫儿眼睛］、商陆［批：商陆一名章柳］，水肿胀满而用同。藜芦、瓜蒂导痰涎，入口则吐；硇砂、轻粉破积聚，到胃则行。牛黄有清心解热定惊痫之功，熊胆有平肝明目涂五痔之效。地龙［批：地龙一名白颈蚯蚓］清热治温，兼理脚气；田螺除烦止渴，善解瘟毒。五谷虫②小儿疳疾之药，夜明砂目盲障翳之施。土蜂窝醋和，涂肿毒焮痛；蚯蚓泥油调，治足臁烂疮。斑蝥狾犬③毒，兼通石淋；地胆行经血，能下死胎。虻虫破血，水蛭消癥。人中黄解脏腑实热，人中白治鼻衄牙疳。凡九十种，寒性之药，脉证属热者宜之。

热性药品

热药总括，味辛性热。

附子治三阴伤寒，中寒中风，呕哕泻痢，霍乱转筋，一切沉寒痼冷，乌头功同而稍缓；肉桂补命门相火，益阳消阴，胁满腹痛，厥逆泄泻，功专祛寒胜湿，官桂味薄而力微。天雄专补下焦，侧子④充达四肢；干姜逐寒邪而发表，炮姜除胃冷而温经。吴茱萸解郁驱寒，治呕逆吞酸，

---

① 莞花：为瑞香科植物莞花的花蕾。辛、苦、寒，有毒，泻水逐饮，消坚破积。主治痰饮，咳逆上气，水肿，癥瘕疟癖。

② 五谷虫：即粪蛆。

③ 狾（zhì秩）犬：狂犬。

④ 侧子：乌头子根之小者或生于附子旁的小颗子根。

阴毒腹痛；益智子①温中补火，止泻痢呕哕，秘气固精。蛇床子强阳益阴，治阴痿囊湿，阴痛阴痒，可服可浴；肉苁蓉补髓强筋，治五劳七伤，腰膝冷痛，补血补精。白豆蔻暖胃顺气，有化食宽膨止呕之用；草豆蔻［批：草豆蔻一名草果］除痰开郁，有消胀燥湿截疟之功。白附子引药上行，治面上百病；草乌头性毒至峻，能搜风胜湿。良姜医胃脘冷痛，荜茇治虚冷肠鸣。破故纸［批：破故纸一名补骨脂］治肾虚泄泻，补阳壮火；巴戟天疗脚气水肿，温散风湿。仙灵脾［批：仙灵脾一名淫羊藿］补肝肾，治麻木不仁之症；千年健强筋骨，疗拘挛痿痹之疾。胡椒暖胃快膈，治阴毒腹痛；川椒润肺除痰，漱口齿诸疾。牵牛［批：牵牛一名黑丑］小毒，逐水除痰，通下焦之郁遏；巴豆性烈，消积化痞，主脏腑之沉寒。腽肭脐［批：腽肭脐一名海狗肾］助阳而起阴痿，胡芦巴暖肾兼治疝瘕。锁阳有兴阳养筋之力，仙茅有补肾助火之功。胡桃［批：胡桃一名核桃］润肠而温肺，韭子治浊而固精。钟乳［批：钟乳一名鹅管石］强阳益阴，补虚助火；雄黄消积化聚，治疟杀虫。麝香治卒中诸风诸气，有开关通窍之力；丁香［批：丁香一名鸡舌香］温脾胃止吐止呕，为暖阴壮阳之资。鹿茸生精养血，补一切虚损劳伤；虎骨健骨追风，理周身拘挛痹痛。阳起石治阴痿精乏，子宫虚冷；石硫黄补命门真火，暖胃温脾。芥

---

① 益智子：即益智仁。

末温肺，涂麻痹疮毒；大茴暖肾，治七疝阴肿。椒目消肿胀，专行水道；附尖①治癫痫，善吐风痰。续随子 [批：续随子一名千金子] 性峻，能下恶滞；蓖麻子有毒，可以拔涂。木鳖子消肿追毒，大风子敷癣治疥。全蝎治口眼㖞斜，惊痫抽搐；蜈蚣疗脐风撮口，杀虫堕胎。石灰杀疮虫，能蚀恶肉；干漆破瘀血，可去坚结。凡五十二种，热性之药，脉证属寒者宜之。

"药物众多，各一其性，宜否万殊，难以尽识，用者不得其要，未免多误。兼之《本草》所注，又皆概言其能，凡有一长，自难泯没，惟是孰为专主，孰为兼能，孰者利于②此而不利于彼，学者昧其真性，而惟按图以索骥，所以用多不效，益见用药之难矣。"③ 余集诸药品，分拟平、温、寒、热四章，然药性，一物多有兼主十余病者，是编主治之理，皆经验心得之法，博采偏长，期于确切，言畅意晰，字少义多，作者颇费苦心，读者详之。本草一书，惟李氏《纲目》著论精详，可谓补前人之未备，为后学之指南，博学之士，细心而统会之可也。

---

① 附尖：又称乌头附子尖，为乌头母根或子根上的尖角。
② 于：原作"如"，据石竹山房本及《景岳全书》卷一改。
③ 药物……难矣：语出《景岳全书》卷一。

卷之二

气味阴阳

《阴阳应象论》①曰：积阳为天，积阴为地，阴静阳躁。阳生阴长，阳杀阴藏。阳化气，阴成形。阳为气，阴为味。味归形，形归气，气归精，精归化。精食气，形食味，化生精，气生形。味伤形，气伤精，精化为气，气伤于味。阴味出下窍，阳气出上窍；清阳发腠理，浊阴走五脏；清阳实四肢，浊阴归六腑。味厚者为阴，薄者为阴中之阳；气厚者为阳，薄者为阳中之阴。味厚则泻②，薄则通；气薄则发泻，厚则发热。辛甘发散为阳，酸苦涌泻为阴，咸味涌泻为阴，淡味渗泻为阳。六者或收或散，或缓或急，或润或燥，或软或坚，以所利而行之，调其气使之平也。③

又，《六节藏象论》④曰：草生五色，五色之变，不可胜视；草生五味，五味之美，不可胜极。嗜欲不同，各有所通。天食人以五气，地食人以五味。五气入鼻，藏于心

---

① 阴阳应象论：指《素问·阴阳应象大论》。
② 泻：《素问·阴阳应象大论》作"泄"。下文"发泻""涌泻"同。
③ 辛甘……平也：语出《素问·至真要大论》。
④ 六节藏象论：指《素问·六节藏象论》。

肺，上使五色修明①，音声能彰。五味入口，藏于肠胃，味有所藏，以养五气，气和而生，津液相成，神乃自生。又曰：形不足者，温之气；精不足者，补之以味。②

又，夫药有温热寒凉之气，辛甘淡酸苦咸之味，升降浮沉之相互，厚薄阴阳之不同。一物之内，气味兼有；一药之中，理性具焉。或气一而味殊，或味同而气异，然用药之道，惟在精其气味，识其阴阳，则药味虽多，可得其要矣。凡气味之辨③，则诸气属阳，诸味属阴。气本乎天，气有四，曰温热寒凉是也。温热者，天之阳；寒凉者，天之阴。天有阴阳，风寒暑湿燥火，三阴三阳，上奉之也。味本乎地，味有六，曰辛甘淡酸苦咸是也。辛甘淡者，地之阳；酸苦咸者，地之阴。地有阴阳，金木水火土，生长化收藏，下应之也。气味薄者，轻清成象，本乎天者亲上也。气味厚者，重浊成形，本乎地者，亲下也。阳主升而浮，阴主沉而降。辛主散，其行也横，故能解表；甘主缓，其行也上，故能补中；苦主泻，其行也下，故可去实；酸主收，其性也敛，故可治泻；淡主渗，其性也利，故可分清；咸主软，其性也沉，故可导滞。用纯气者，用其动而能行；用纯味者，用其静而能守。有气味兼用者，和合之妙，贵乎相成；有君臣相配者，宜否之机，最嫌相

① 修明：洁净明润。
② 形不足……以味：语出《素问·阴阳应象大论》。
③ 辨：原作"变"，据《景岳全书》卷一改。

左。既欲合宜，尤当知忌，先避其害，后用其利，一味不投，众善俱弃。故欲表散者，须远酸寒；欲降下者，勿兼升散。阳旺者当知忌温，阳衰者沉寒毋犯。上实者忌升，下实者忌秘；上虚者忌降，下虚者忌泻。诸动者再动即散，诸静者再静即灭。甘勿施于中满，苦勿施于假热，辛勿施于燥热①，咸勿施于伤血，酸木最能克土，脾气虚者少设。阳中还有阴象，阴中复有阳诀。使能烛②此阴阳，则药理虽玄，岂难透彻？③

五味药性

岐伯曰：木生酸，火生苦，土生甘，金生辛，水生咸④。辛散，酸收，甘缓，苦坚，咸软。毒药攻邪，五谷为养，五果为助，五畜为益，五菜为充，气味合而服之，以补精益气。此五味各有所利，四时五脏病随五味所宜也。⑤又曰：阴之所生，本在五味，阴之五宫，伤在五味。⑥五味者，虽口嗜而欲食之，必自裁制，使勿过焉，过则伤其正也。又曰：圣人春夏养阳，秋冬养阴，以从其根，二气常存。

① 燥热：《景岳全书》卷一作"热燥"。
② 烛：洞悉。
③ 阳主升……透彻：语出《景岳全书》卷一。
④ 木生酸……水生咸：语本《素问·阴阳应象大论》。
⑤ 毒药攻邪……五味所宜也：语出《素问·脏气法时论》。
⑥ 阴之所生……伤在五味：语出《素问·生气通天论》。

五色五味五气五行内合脏腑

凡药，色青味酸气燥，性属木者，皆入足厥阴肝、足少阳胆经。色赤味苦气焦，性属火者，皆入手少阴心、手太阳小肠经。色黄味甘气香，性属土者，皆入足太阴脾、足阳明胃经。色白味辛气腥，性属金者，皆入手太阴肺、手阳明大肠经。色黑味咸气腐，性属水者，皆入足少阴肾、足太阳膀胱经。十二经中，惟手厥阴心包络、手少阳三焦经无所主，其经通于足厥阴、少阳。厥阴主血，诸药入肝经血分者，并入心包；少阳主气，诸药入胆经气分者，并入三焦。命门相火，散行于胆、三焦、心包络，故入命门者，并入三焦。此诸药入诸经之部分也。

五色入五脏

凡药，青属木入肝，赤属火入心，黄属土入脾，白属金入肺，黑属水入肾。此五色之义也。

五味入五脏

凡药，酸属木入肝，苦属火入心，甘属土入脾，辛属金入肺，咸属水入肾。此五味之义也。

五行相克

酸伤筋，辛胜酸；苦伤气，咸胜苦；甘伤肉，酸胜甘；辛伤皮毛，苦胜辛；咸伤血，甘胜咸①。此五行相克之义也。

五味所能

凡药，酸者能涩能收，苦者能泻能燥能坚，甘者能补能和能缓，辛者能散能润能横行，咸者能下能软坚，淡者能利窍能渗泄。此五味之用也。

五味所伤

多食咸，则脉凝涩而变色；多食苦，则皮槁而毛拔；多食辛，则筋急而爪枯；多食酸，则肉胝胂②而唇揭；多食甘，则骨痛而发落③。此五味之所伤也。

五脏所苦所欲④

肝苦急，急食甘以缓之，以酸泻⑤之；肝欲散，急食辛以散之，以辛补⑥之。心苦缓，急食酸以收之，以甘泻之；心欲软，急食咸以软之，以咸补之。脾苦湿，急食苦以燥之，以苦泻⑦之；脾欲缓，急食甘以缓之，以甘补之。

---

① 酸伤筋……甘胜咸：语本《素问·阴阳应象大论》。
② 胂：皱缩。
③ 多食咸……发落：语本《素问·五脏生成》。
④ 五脏所苦所欲：此段语本《素问·脏气法时论》。
⑤ 泻：指用药逆脏腑之性。
⑥ 补：指用药顺从脏腑之性。
⑦ 泻：原作"泄"，据石竹山房本改。

肺苦气逆，急食苦以泻之，以辛泻之；肺欲收，急食酸以收之，以酸补之。肾苦燥，急食辛以润之，以咸泻之；肾欲坚，急食苦以坚之，以苦补之。此五脏补泻之义也。

五脏补泻

人之五脏，应五行金木水火土，子母相生。经曰：虚则补其母，实则泻其子[①]。又曰："子能令母实。"[②] 假如肝乃心之母，心虚当补肝；脾乃心之子，心实当泻脾。余经仿此。此五行相生，子母相应之义也。

升降浮沉

凡药，轻虚者浮而升，重实者沉而降。味薄者升而生，气薄者降而收，气厚者浮而长，味厚者沉而藏，味平者化而成，气厚味薄者浮而升，味厚气薄者沉而降，气味俱厚者能浮能沉，气味俱薄者可升可降。酸咸无升，辛甘无降，寒无浮，热无沉，轻虚者浮而升[③]。

五运六淫用药式

厥阴司天，风淫所胜，平以辛凉，佐以甘苦，以甘缓之，以酸泻之；少阴司天，热淫所胜，平以咸寒，佐以苦

---

① 虚则……其子：语本《难经·六十九难》。
② 子能令母实：语出《难经·七十五难》。
③ 轻虚者……浮而升：语出吴仪洛《本草从新》。

甘，以酸收之；太阴司天，湿淫所胜，平以苦热，佐以酸辛，以苦燥之，以淡泄之；少阳司天，火淫所胜，平以酸冷，佐以苦甘，以酸收之，以苦发之，以酸复之；阳明司天，燥淫所胜，平以苦温，佐以酸辛，以苦下之；太阳司天，寒淫所胜，平以辛热，佐以甘苦，以咸泻之。

厥阴在泉，风淫于内，治以辛凉，佐以苦，以甘缓之，以辛散之；少阴在泉，热淫于内，治以咸寒，佐以甘苦，以酸收之，以苦发之；太阴在泉，湿淫于内，治以苦热，佐以酸淡，以苦燥之，以淡泻①之；少阳在泉，火淫于内，治以咸冷，佐以苦辛，以酸收之，以苦发之；阳明在泉，燥淫于内，治以苦温，佐以②甘辛，以苦下之；太阳在泉，寒淫于内，治以甘热，佐以苦辛，以咸泻之，以辛润之，以苦坚之③。李时珍曰："司天主上半年，天气司之，故六淫谓之所胜，上淫于下也，故曰平之。在泉主下半年，地气司之，故六淫谓之于内，外淫于内也，故曰治之。"④

君臣佐使

帝曰：方制君臣，何谓也？岐伯对曰：主病之谓君，

---

① 泻：石竹山房本及《素问·至真要大论》并作"泄"。
② 苦温佐以：原脱，据《素问·至真要大论》补。
③ 厥阴在泉……以苦坚之：语本《素问·至真要大论》。
④ 司天主……治之：语出《本草纲目》卷一。

佐君之谓臣，应臣之谓使，非上中下三品之谓也①。东垣曰："为君者最多，为臣者次之，佐者又次之。"② 药之于症，所主同者为等分。

七　方

七方者，大、小、缓、急、奇、偶、复也。岐伯曰：气有多少，形有盛衰，治有缓急，方有大小。又曰：病有远近，证有中外，治有轻重，近者奇之，远者偶之，汗不以奇，下不以偶，补上治上制以缓，补下治下制以急。近而偶奇，制小其服；远而奇偶，制大其服。大则数少，小则数多，多则九之，少则二之。奇之不去则偶之，偶之不去则反佐以取之。所谓寒热温凉，反从其病也③。素仙曰：大方者，分两大而顿服之，肝肾及下部之病者宜之，取其迅急而下走。小方者，分两小而频服之，心肺及在上之病者宜之，取其易散而上行。缓方者，治主宜缓，缓则治其本也。急方者，治客宜急，急则治其标也。奇方者，单方也，有独用一物之奇方，有药合阳数，一三五七九之奇方也。偶方者，有两物相配之偶方，有古之二方相合之偶方，有药合阴数，二四六八十之偶方也。复方者，再也，重也。所谓十补一泻，数泻一补也，经云："奇之不去则

---

① 帝曰……之谓也：语本《素问·至真要大论》。
② 为君者……又次之：语出王好古《汤液本草》卷上。
③ 气有……其病也：语本《素问·至真要大论》。

偶之，是谓重方。"①

十　剂

徐之才②曰：药有宣、通、补、泻、轻、重、滑、涩、燥、湿，此十者，药之大体也。如宣可去壅，通可去滞，补可去弱，泻可去闭，轻可去实，重可去怯，滑可去着，涩可去脱，燥可去湿，湿可去枯。东垣曰：药有十剂，今详之，惟寒热二剂，何独见遗，如寒可去热，热可去寒，今补此二种，以尽厥③旨。

六失八要

宗奭④曰：病有六失，失于不审，失于不信，失于过时，失于不择医，失于不识病，失于不知药⑤。六失有一，即为难治。又有八要，一曰虚，二曰实，三曰冷，四曰热，五曰邪，六曰正，七曰内，八曰外也⑥。《素问》言：凡治病察其形气色泽，观人勇怯骨肉皮肤，能知其性，以为诊法。若患人脉病不相应，即不得见其形，医止据脉供

① 奇之……重方：语出《素问·至真要大论》。
② 徐之才：北齐医家，字士茂，丹阳（今江苏镇江）人，著有《药对》《徐王方》等。
③ 厥：其。
④ 宗奭：即寇宗奭，宋代医家，著《本草衍义》等。
⑤ 失于不知药：原脱，据《本草衍义》卷一补。
⑥ 病有……外也：语本《本草衍义》卷一。

药，其可得乎？今富贵之家，妇人居帷幔之内①，既无望色之神，听声之圣，不能尽切脉之巧，未免详问，病家厌繁，以为术疏，往往得药不服。是四诊之术，不得其一矣，可谓难也，呜呼！

六 不 治

淳于意②曰病有六不治：骄恣不论于理，一不治；轻身重财，二不治；衣食不适，三不治；阴阳脏气不定，四不治；形羸不能服药，五不治；信巫不信医，六不治。③

制 药

嘉谟④曰：制药贵在适中，不及则功效难求，太过则气味反失。火制四：煅、煨、炙、炒也。水制三：浸、泡、洗也。水火共制二：蒸、煮也。酒制升提，姜制发散，入盐走肾而软坚，用醋注肝而住痛，童便制除劣性而降下，米泔制去燥性而和中，乳制润枯生血，蜜制甘缓益元。陈壁土制，借土气骤补中焦；麦麸皮制，抑酷性勿伤上膈。乌豆甘草汤渍，并解毒致令平和。羊酥猪脂涂烧，

----

① 其可……之内：原脱，据石竹山房本补。
② 淳于意：西汉医家，齐国临菑（今山东临淄）人，《史记·扁鹊仓公列传》载其"诊籍"。
③ 六不治：石竹山房本此下有"六者有一，则难治也"八字。
④ 嘉谟：即陈嘉谟，明代医家，字廷采，号月朋，西乡石墅（今属安徽）人，著有《医学指南》《本草蒙筌》等。

或渗骨容易脆断。去穰者免胀，抽心者除烦①。诸子宜炒，皆因口闭而未发生；诸仁宜碎，恐发生太过而纵其性。此制法各有所宜也。

汤散丸法

东垣曰：汤者荡也，去大病用之。散者散也，去急病用之。丸者缓也，舒缓而治之也。㕮咀者古制也，古无铁刃，以口咬细，煎汁饮之，则易升易散而行经络也。凡治至高之病加酒煎，去湿以生姜，补元气以大枣，发散风寒以葱白，去膈上痰以蜜。细末者，去胃中及脏腑之积。气味厚者，白汤调；气味薄者，煎之和滓服。去下部之痰，其丸极大而光且圆，治中焦者次之，治上焦者极小。稠面糊，取其迟化直至中下；或酒或醋，取其收散之义也。去湿者，丸以姜汁稀糊，取其易化也。滴水丸，又易化；炼蜜丸者，取其迟化而气行经络也；蜡丸，取其难化而旋旋②取效，或毒药不伤脾胃也③。

又，元化④曰：病有宜汤者，宜丸者，宜散者，宜下者，宜汗者，宜吐者。汤可以荡涤脏腑，开通经络，调

---

① 制药……除烦：语本《本草蒙筌·总论》。

② 旋旋：缓缓。

③ 汤者荡也……脾胃也：语本《汤液本草》卷二。

④ 元化：即华佗，东汉后期医家，沛国谯（今安徽亳县）人。事见《后汉书》《三国志》。

品①阴阳；丸可以逐风冷，破坚积，进饮食；散可以去风寒暑湿之邪，散五脏之结伏，开肠利胃。可下而不下，使人心腹胀满烦乱；可汗而不汗，使人毛孔闭塞闷绝而终；可吐而不吐，使人结胸上喘，水食不入而死②。

诸药泻诸经火

黄连泻心火，栀子、黄芩泻肺火，白芍泻脾火，柴胡、黄连泻肝胆火，知母泻肾火，木通泻小肠火，黄芩泻大肠火，石膏泻胃火，柴胡、黄芩泻三焦火，黄柏泻膀胱火③。

药味相反

相反之药记须熟，半蒌贝蔹及攻乌，藻戟遂芜反甘草，诸参辛芍远藜芦，郁金牵牛反巴豆，牙硝三棱亦不符，官桂石脂难并用，硫黄芒硝各相殊，人参不和五灵脂，蜜陀僧亦怕狼毒，丁香莫与郁金见，犀角不顺草川乌，食蟹之时须忌柿，葱韭与蜜不相服，水银砒霜连必叛，鲇鱼荆芥不同途。

妊娠忌服

妊娠忌服名不同，乌头附子侧天雄，槐角牛膝薏苡

① 调品：调理。
② 病有……而死：语本《中藏经》卷中。
③ 黄连……膀胱火：语本《珍珠囊补遗药性赋》卷一。

素仙简要 二八

米，芫花大戟与三棱，桃仁红花兼瞿麦，干姜半夏共南星。肉桂麦芽冬葵子，通草茅根野葛轻，丹皮皂荚苏木入，牵牛常山巴豆逢，藜芦干漆蟹爪甲，水银硇砂赭雌雄，麝香牛黄并蝉蜕，芫蕤胆蛭与虻虫。

论 药

王好古曰：四时总以芍药为脾剂，苍术为胃剂，柴胡为时剂，以十一经皆取决于少阳，为发生之始故也。凡用纯寒纯热之药，及寒热相杂，并宜用甘草以调和之。

又，药之为物，各有形、性、气、质，其入诸经，有因形相类者（如连翘似心而入心，荔枝核似睾丸而入肾之类），有因性相从者（如属木者入肝，属水者入肾，润者走血分，燥者入气分，本乎天者亲上，本乎地者亲下之类），有因气相求者（如气香入脾，气焦入心之类），有因质相同者（如药之头入头，干入身，枝入肢，皮行皮，又如红花、苏木汁似血而入血之类），自然之理，可以意得也。

又，药有以形名者，人参、狗脊之类是也；有以色名者，黄连、黑参之类是也；有以气名者，豨莶、香薷之类是也；有以味名者，甘草、苦参之类是也；有以质名者，石膏、石脂、归身、归尾之类是也；有以时名者，夏枯、款冬之类是也；有以能名者，何首乌、骨碎补之类是也。①

又，一药之为用，或地道不真，则美恶迥别；或市肆饰伪，则气味全乖；或收采非时，则良朽异质；或头尾误用，则呼应不灵；或制治不精，则功力大减。用者若不加察，归咎于药之罔效，譬之兵不精练，何以荡寇克敌，适以覆众舆尸②也。治疗之家，其可忽诸？③

又，时珍曰：药有相须者，同类而不可离也；相使者，我之佐使也；相恶者，夺我之能也；相畏者，受彼之制也；相反者，两不可合也；相杀者，制彼之毒也。④ 此异同之义也。

又，"凡药根之在土中者，半身以上则上升，半身以下则下降。药之为枝者达四肢，为皮者达皮肤，为心为干者内行脏腑。质之轻者上入心肺，重者下入肝肾。中空者发表，内实者攻里。枯燥者入气分，润泽者入血分，此上下内外，各以其类相从也。"⑤

法 则

夫用药之法，贵乎明变。如风会⑥有古今之异，地气

---

① 药有……骨碎补之类是也：语出《本草备要·药性总义》。
② 覆众舆尸：喻指失败。覆，灭亡。舆尸，以车运尸。典出《周易·师卦》。
③ 一药之为用……其可忽诸：语本《本草备要·药性总义》。
④ 药有相须者……制彼之毒也：语本《本草纲目·神农本草经名例》。
⑤ 凡药根……以其类相从也：语出《本草备要·药性总义》。
⑥ 风会：风气。

有南北之分，天时有寒暑之更，禀赋有壮弱之殊。人有贵贱少长，病当别论；症有新久虚实，理当别药。盖人心如面，各各不同，惟其心不同，脏腑亦异，若以一药通治众人之病，其可得乎？然用药之际，勿好奇，勿执一，勿轻妄，勿迅速。须慎重精详，图融活变。诊脉必须用心，临证在乎细审，不妨沉会，以施必妥。

又，病在胸膈以上者，先食后服药；病在心腹以下者，先服药而后食；病在四肢血脉者，宜空腹而在旦；病在骨髓者，宜饱满而在夜。①

又，欲疗病，先察其源，先候病机。五脏未虚，六腑未竭，血脉未乱，精神未散，服药必活。若病已成，可得半愈；病势已过，愈将难痊。②

又，药性有宜丸者，宜散者，宜水煮者，宜酒渍者，宜膏煎者，亦有一物兼宜者，亦有不可入汤酒者，并随药性，不得违越。③

约取《素问》粹言

素仙曰：气味有厚薄，性用有躁静，治体有多少，力化有浅深。正者正治，反者反治，用热远热，用寒远寒，用凉远凉，用温远温，发表不远热，攻里不远寒。不远热

---

① 病在……在夜：语出《神农本草经》卷一。
② 欲疗病……难痊：语本《神农本草经》卷一。
③ 药性……违越：语出《神农本草经》卷一。

则热病至，不远寒则寒病至。治热以寒，温而行之；治寒以热，凉而行之；治温以清，冷而行之；治清以温，热而行之。木郁达之，火郁发之，土郁夺之，金郁泻①之，水郁折之。气之胜也，微者随之，甚者制之；气之复也，和者平之，暴者夺之。高者抑之，下者举之，有余折之，不足补之，坚者削之，客者除之，劳者温之，结者散之，留者行之，燥者濡之，急者缓之，散者收之，损者益之，逸者行之，惊者平之，吐之汗之，上之下之，补之泻之，摩之浴之，针之灸之，久新同法。又曰：逆者正治，从者反治，热因寒用，寒因热用，塞因塞用，通因通用，必伏其所主而先其所因，其始则同，其终则异，可使破积，可使溃坚，可使气和，可使必已。又曰：诸寒之而热者取之阴，热之而寒者取之阳，所谓求其属以衰之也。②

素仙法则

原夫补气自然生血，气药过于血药，反至销铄真阴。补血不能生气，补阴过于补阳，亦能克害元神。痰随气上，降痰先须利气；痰生脾弱，化痰先须实脾。一水不补，则二火不息；元气不充，则邪气不消。逐痰太过，必致伤脾；泻火太过，必致伤胃。脾伤则肿胀泄泻，胃伤而寒呕不食。开气用温药，顺其性也，更有气盛上冲，非寒

---

① 泻：石竹山房本及《素问·至真要大论》并作"泄"。

② 气味有……衰之也：语本《素问·至真要大论》。

不制；泻火用凉药，制其性也，如其火极上炎，非热不堕。火壅咽喉，不宜下逐；气滞腰膝，犹可升提。脾虚而肺必亏，补脾须兼补肺；心弱而脾必病，养心当兼养脾。风从上始，用汗剂而平者，此风因雨静之意；湿从下起，投风药而愈者，此湿以风干之理。水利而渴消，若欲治渴，尤忌逐水；气清则血生，若欲理气，当禁补血。春夏主乎寒凉，秋冬济于温热。伐实补虚，引经为要；修方进药，禁忌宜知。大黄芒硝，一切克伐之剂，利于西北，勿骤施于东南寒弱之人；苍术半夏，诸凡香烈之药，宜于东南，勿轻加于西北风燥之地。其间气运不齐，未可执一而论。男子须养阴降火，妇女要理气调经。辛苦之人病，清利为先；膏粱①之子病，滋补为上。治久病先扶元气，攻急症暂伐余邪。治病不顾真元，非探本之论；用药不虑将来，岂明理之儒？此又功用之要旨，不可不知也。

人　情　论②

经云：诊可十全，不失人情。愚谓人情，为医家最一难事。而人情之说有三：一曰病人之情，二曰旁人之情，三曰同道人之情。所谓病人之情者，有素禀之情，如五脏各有所偏，七情各有所胜。阳脏者偏宜于凉，阴脏者偏宜于热，耐毒者缓之无功，不耐毒者峻之为害，此脏气之有

① 粱：通“粱”。
② 人情论：此节语出《类经》卷五。

不同也。有好恶之情者，不惟饮食有憎爱，抑且举动皆关心，性好吉者危言见非，意多忧者慰安云①伪，未信者忠告难行，善疑者深言则忌，此性情之有不同也。有富贵之情者，富多任性，贵多自尊。任性者自是其是，真是者反成非是；自尊者遇士或慢，自重者安肯自轻，此交际之有不同也。有贫贱之情者，贫者衣食不能周，况乎药饵？贱者焦劳不能释，怀抱可知，此调摄之有不同也。又若有良言甫信，谬说更新，多歧亡羊，终成画饼，此中无主而易乱者之为害也。有最畏出奇，惟求稳当，车薪杯水，宁甘败亡，此内多惧而过慎者之为害也。有以富贵而贫贱，或深情而挂牵，戚戚②于心，心病焉能心药，此得失之情为害也。有偏执者，曰吾乡不宜补，则虚者受其祸；曰吾乡不宜泻，则实者被其伤。夫十室且有忠信，一乡焉得皆符？此习俗之情为害也。有参术入唇惧补，心先否③塞；硝黄沾口畏攻，神即飘扬。夫杯影亦能为祟，多疑岂法之良？此成心之情为害也。有讳疾而不肯言者，终当自误，有隐情而不敢露者，安得其详？并尚有故隐病情，试医以脉者，使其言而偶中，则信为明良；言有弗合，则目为庸劣。抑孰知脉之常体，仅二十七，病之变象，何啻千万？是以一脉所主非一病，一病所见非一脉。脉病相应者，如

---

① 安云：原作"云安"，据《类经》卷五乙转。
② 戚戚：忧惧貌。
③ 否（pǐ）：通"痞"，闭塞。

某病得某脉则吉；脉病相逆者，某脉值某病则凶。然则理之吉凶，虽融会在心，而病之变态，又安能以脉尽言哉？故知一知二知三①，神圣谆谆于参伍；曰工曰神曰明，精详岂独于指端？彼俗人之浅见，固无足怪，而士夫之明慧，亦每有蹈此弊者。故忌望闻者，诊无声色之可辨；忌②详问者，医避多言之自惭。是于望闻问切，已舍三而取一，且多有并一未明，而欲得夫病情者，吾知其必不能也。所以志意未通，医不免为病困，而朦胧猜摸，病不多为医困乎？凡此皆病人之情，不可不察也。

所谓旁人之情者，如浮言为利害所关，而人多不知检。故或为自负之狂言，则医中有神理，岂其能测？或执有据之凿论，而病情多亥豕③，最所难知。或操是非之柄，则同于我者是之，异于我者非之，而真是真非，不是真人不识。或执见在之见，则头痛者之救头，脚疼者之救脚，而本标纲目，反为迂远庸谈。或议论于贵贱之间，而尊贵执言，何堪违抗？故明哲保身之士，宁为好好先生。或辨析于亲疏之际，而亲者主持牢不可拔，虽真才实学之师，亦当唯唯而退。又若荐医，为死生之攸系，而人多不知慎。有或见轻浅之偶中而为之荐者，有意气之私厚而为之

---

① 知一知二知三：《灵枢·邪气脏腑病形》："夫色脉与尺之相应也……故知一则为工，知二则为神，知三则神且明矣。"

② 忌：石竹山房本及《类经》卷五作"恶"。

③ 亥豕：亥、豕二字篆文相似，容易混淆，此喻病情之真伪。

荐者，有信其便便①之谈而为之荐者，有见其外饰之貌而为之荐者，皆非知之真者也。又或有贪得而荐者，阴②利其酬；关情而荐者，别图冀望。甚有斗筲③之辈者，妄自骄矜，好人趋奉，薰莸④不辨，擅肆品评，誉之则盗跖⑤可为俊杰⑥，毁之则鸾凤可为鸱鸮，洗垢索瘢，无所不至，而怀真抱德之士，必其不侔。若此流者，虽其发言容易，忻戚⑦无关，其于淆乱人情，莫此为甚。多至⑧明医有掣肘之去，病家起刻骨之疑，此所以千古是非之不明，总为庸人扰之耳。故竭力为人任事者，岂不岌岌其危哉！凡此皆旁人之情，不可不察也。

　　所谓同道人之情者，尤为闪烁，更多隐微。如管窥蠡测⑨，醯鸡⑩笑天者，固不足道，而见偏性拗，必不可移者，又安足论？有专恃口给者，牵合支吾，无稽信口，或为套语以诳人，或为甘言以悦人，或为强辩以欺人，或为危词以吓人，俨然格物君子，此便佞⑪之流也。有专务人

---

　　①　便便：巧言利口。

　　②　阴：私下。

　　③　斗筲（shāo 稍）：两种小的容器，此喻气量狭小和才识短浅。

　　④　薰莸：香草和臭草，喻善恶、贤愚、好坏等。典出《左传·僖公四年》。

　　⑤　盗跖：旧史载为春秋时大盗，姓柳下，名跖。

　　⑥　俊杰：《类经》卷五作"尧舜"。

　　⑦　忻戚：喜悲。

　　⑧　至：导致。《类经》卷五作"致"。

　　⑨　管窥蠡测：以管窥天，以瓢量海，喻眼光狭小。

　　⑩　醯鸡：即蠛蠓，虫名，古人以为是酒醋上的白霉变成。醯，原作"醢"，据石竹山房本改。

　　⑪　便佞：用花言巧语逢迎人。

事者，典籍经书，不知何物，道听途说，拾人唾余，然而终日营营①，绰风求售，不邀自至，儇媚②取容，偏投好者之心，此阿谄之流也。有专务奇异者，腹无藏墨，眼不识丁，乃诡言秘授，伪造仙传，或假异端以疗疾病，或托神鬼以乱经常，最觉新奇，动人甚易，此欺诈之流也。有务饰外观者，夸张侈口，羊质虎皮③，不望色，不闻声，不详问，一诊而药；若谓人浅我深，人愚我明，此粗俗孟浪之流也。有专务排挤者，阳若同心，阴为浸润。夫是曰是，非曰非，犹避隐恶之嫌；第以死生之际，有不得不辩者，固未失为真诚之君子。若以非为是，以是为非，颠倒阴阳，掀翻祸福，不知而然，庸庸不免，知而故言，此其良心已丧，谗妒之小人也。有贪得无知，藐人性命者，如事已疑难，死生反掌，斯时也，虽在神明，未必其活，故一药不敢苟，一着不敢乱，而仅仅冀于挽回，忽遭若辈，求速贪功，谬妄一投，中流失楫，以致必不可救，因而嫁谤自文，极口反噬，虽朱紫或被混淆，而苍赤何辜受害，此贪幸④无知之流也。有道不同不相为谋者，意见各持，异同不决，夫轻者不妨少谬，重者难以略差。故凡非常之病，非非常之医不能察，用非常之治，又岂常人之所知？故独闻者不侔于众，独见者不合于人，大都行高者谤多，

---

① 营营：忙碌。
② 儇（xuān 宣）媚：巧佞谄媚。
③ 羊质虎皮：比喻外强内弱，虚有其表。典出《法言·吾子》。
④ 贪幸：贪求侥幸。

曲高者和寡。所以一齐之傅，何当众楚之咻①？直至于败，而后群然退散，付之一人，则事已无及矣，此庸庸不揣之流也。又有久习成风，苟且应命者，病不关心，惟利是视。盖病家既不识医，则倏赵倏钱；医家莫肯任怨，则惟苓惟草。或延医务多，则互为观望；或利害攸关，则彼此避嫌。故爬之不痒，挝之不痛，医称稳当，诚然得矣。其于坐失机宜，奚堪耽误乎？此无他，亦惟知医者不真，而任医者不专耳。《诗》云：发言盈庭，谁执其咎？筑室于道，不溃于成②。此病家医家近日之通弊也。凡若此者，孰非人情？而人情之详，尚多难尽，故孔子曰恶紫之夺朱也，恶郑声之乱雅乐也，恶利口之覆邦家者③。然则人情之可畏，非今若是，振古如兹④矣。圣人以不失人情为戒，而不失二字最难措力。必期不失，未免迁就，但迁就则碍于病情，不迁就则碍于人情。有必不可迁就之病情，而复有不得不迁就之人情，其将奈之何哉？甚矣！人情之难言也。故予发此，以为当局者详察之备。设彼三人者，倘亦有因余言而各为儆省⑤，非惟人情不难于不失，而相与共保天年，同登寿域之地，端从此始，惟明者鉴之。

① 一齐……之咻：此喻势孤力单，观点或意见支持的人很少。典出《孟子·滕文公下》。傅，教育。咻，喧扰。

② 发言盈庭……不溃于成：形容意见纷纷，但得不出一致的结论经。语本《诗经·小雅·小旻》。溃，通"遂"。

③ 恶紫之夺朱也……覆邦家者：喻以异端充正理。语本《论语·阳货》。紫，杂色。朱，正色也。郑声，淫靡之声。覆，倾覆。

④ 振古如兹：自古如此。

⑤ 儆省：反省。

卷之三

诊候四言诀①

望闻问切，医法之先。神圣工巧，万举万全。望以目察，闻以耳占。问以言审，切以指参。明此四诊，识病根源。学如贯通，理自豁然。

望者何谓？略举其端。五行五色，留意观瞻。木形色苍，体瘦肢长。金形洁白，方正为良。水形润黑，圆肥必昌。火形明赤，尖露为常。土形黄亮，敦厚端方。太阴情状，聪明不仁。贪得性咨，嫉妒在心。少阴情状，博学不纯。奸险情偏，寡和无亲。太阳情状，气魄轩昂。自专自用，志傲性狂。少阳情状，自恃己长。器小易盈，行止虚张。得阴阳正，和平之人。孝悌为本，忠恕居心。喜怒中节，与物皆春。谦谦君子，蔼蔼吉人。

天有五气，食人入鼻，藏于五脏，上华面颐。肝青心赤，脾脏色黄。肺白肾黑，五脏之常。脏色为主，时色为客。春青夏赤，秋白冬黑。长夏四季，色黄常则。客胜主吉，主胜客凶。色脉相合，青弦赤洪，黄缓白浮，黑沉乃平。已见其色，不得其脉，相生则吉，相克则凶。新病脉

---

① 诊候四言诀：此篇语本《医宗金鉴》卷三十四。

夺，其色不夺，久病色夺，其脉不夺。新病易已，色脉不夺，久病难治，色脉俱夺。

色见皮外，气①含皮中，内光外泽，气色相融。有色无气，不病命顷，有气无色②，虽困不凶。

左颊部肝，右颊部肺，额心颏肾，鼻脾部位。部见本色，深浅病累，若见他色，按法推类。庭阙鼻端，高起直平，颧颊蕃蔽③，大广丰隆。骨骼明显，寿享遐龄，骨骼陷弱，易受邪攻。

黄赤风热，青白主寒，青黑为痛，甚则痹挛。㿠白脱血，微黑水寒，萎黄诸虚，颧赤劳缠。沉浊晦暗，内久而重，浮泽明显，外新而轻。其病不甚，半泽半明，云散易治，抟聚难攻。

善色不病，于义诚当，恶色不病，必主凶殃。五官陷弱，庭阙不张，蕃蔽卑小，不病神强。母乘子吉，子乘母凶，相生者吉，相克者凶。面黄有救，目赤疹疡，眦黄病愈，睛黄疸黄。色生于脏，各命其部。

神藏于心，外候在目，光晦神短，了了神足。面目之色，各有相当，交互错见，皆主身亡。闭目病阴，开目病阳，朦胧热盛，时瞑衄伤。阳绝戴眼，阴绝目盲，气脱眶陷，睛定神亡。

---

① 气：原作"色"，据石竹山房本改。
② 色：原作"气"，据石竹山房本改。
③ 蕃蔽：指两颊外侧和耳门部位。

舌苔之色，临症须明，形见于外，先病于中。白滑主表，热邪尚轻，风多宜散，热多宜清。黄厚主里，热邪已重，热盛宜凉，滞盛宜攻。焦涩干黑，更宜斟酌。大渴频饮，滞盛居多，不渴汗出，津液内夺。舌短神昏，难期必瘥，胎死腹中，舌黑色脱。伤寒温病，必验其舌，一切杂症，加意琢磨。

望色既审，五音当明，声为音本，音以声通。声之余韵，音遂以名，宫商角徵，并羽五声。舌居中发，喉音正宫，极长下浊，沉厚雄洪。开口张腭，口音商成，次长下浊，铿锵肃清。撮口唇音，极短高清，柔细透彻，尖利羽声。舌点齿音，次短高清，抑扬咏越，徵声始通。角缩舌音，条畅正中，长短高下，清浊和平。

喜心所感，忻散之声。怒心所感，忿厉之声。哀心所感，悲嘶之声。乐心所感，舒缓之声。敬心所感，正肃之声。爱心所感，温和之声。

五声之变，变则病生。肝呼而急，心笑而雄，脾歌以漫，肺哭促声，肾呻低微，色克则凶。

好言者热，懒言者寒。言壮为实，言轻为虚。言微难复，夺气可知。谵妄无伦①，神明已失。

失音声重，内火外寒。疮痛而久，劳哑使然。哑风不语，虽治必难。呕歌失音，不治亦痉。

---

① 伦：原作"论"，据石竹山房本改。

望闻既备，问证知名。详察不紊，得病之情。问其所病，新久异同。尝贵后贱，命曰脱营。先富后贫，命曰失精。服过药饵，致误须明。里症误汗，下厥上竭。表症①误下，痞气结胸。误补格阴，误泻格阳。误吐伤胃，误刺伤经。

问其寒热，以定阴阳。有汗无汗，虚实自彰。喜眠不眠，热盛神亡。欲饮不饮，有弱有强。能食不食，外感内伤。虚热烦渴，饮少思温。实热燥渴，频饮思寒。食多气少，火化新瘥。食少气多，脾肺两慝。喜冷有热，喜热有寒。寒热虚实，轻重细参。小便长短，赤涩黄白。大便通闭，气味清浊。头身痛苦，何部居多？胸腹之间，气道如何？七情所困，心病折磨，非医可愈，内省当瘥。

百病之常，旦慧昼安，夕加夜甚，正邪进退。潮作②之时，精神为贵，神爽者生，神衰者累。昼剧而热，阳旺于阳，夜剧而寒，阴旺于阴。昼剧而寒，阴上乘阳，夜剧而热，阳下陷阴。昼夜寒厥，重阴重阳③，昼夜烦热，重阳无阴④。昼寒夜热，阴阳交错。

脉之呻吟，病者常情。摇头而言，护处必疼。三言三止，言蹇为风。召医至榻，不盼不惊。或告之痛，并无苦容。咽唾呵欠，皆非病征。色脉相合，诈病欺蒙。三者既

---

① 症：原作"正"，据石竹山房本改。
② 作：原作"坐"，据《医宗金鉴》卷三十四改。
③ 重阳：石竹山房本同，《医宗金鉴》卷三十四作"无阳"。
④ 重阴：石竹山房本同，《医宗金鉴》卷三十四作"无阴"。

备，玩索则通。再详脉义，妙理自明。

夫脉之义，气行血中。鼓舞筑动，如水与风。昼夜流行，百骸贯通。气如橐籥，血如波澜，血脉气息，上下循环。凡诊脉时，令仰其掌，掌后高骨，是名关上。关前为阳，关后为阴，阳寸阴尺，左右推寻。持法轻重，体有瘦胖，指分疏密，臂有短长。

右寸肺胸，左寸心膻，右关脾胃，左肝膈胆。三部三焦，两尺两肾，左小膀胱，右大肠认。命门属肾，生气之原，人无两尺，必死不痊。

男子之脉，左大为顺。女子之脉，右大为顺。男尺恒虚，女尺恒实。

关前一分，右食左风，右为气口，左为人迎。

脉有七诊，曰浮中沉，上下左右，消息求寻。又有九候，即浮中沉，三部各三，为举按寻。每候五十，方合于经，右脉候右，左脉候左。病随所在，不病者否。

五脏本脉，各有所专。浮在心肺，沉在肾肝。脾胃中州，浮沉之间。左寸之心，浮大而散。右寸之肺，浮涩而短。肝在左关，沉而弦长。右关属脾，脉象和缓。肾命两尺，沉滑而濡。

四时平脉，缓而和匀，春弦夏洪，秋毛冬沉。太过实强，病生于外，不及虚微，病生于内。饮食劳倦，诊在右关，有力实强，无力虚看。

凡诊病脉，平旦为准。虚静宁神，调息细审。一呼一吸，合为一息。脉来四至，贵乎有神。此名为缓，气血调匀。五至为闰，候以太息。七至为疾，病势难期。一败二损，八极九脱。四者若见，性命难活。三至为迟，迟则为冷。六至为数，数即热证。转迟转冷，转数转热。

迟数既明，浮沉须别。浮脉法天，清轻在上，轻举皮毛，如水漂木。沉脉法地，渊泉在下，重按筋骨，如绵裹沙。浮沉迟数，辨内外因，外因于天，内因于人。天有阴阳，风雨晦明，人喜怒忧，思悲恐惊。浮表沉里，迟寒数热，脉理浩繁，四者总括。

其余脉象，又当审详。触类引伸，各有形状。滑脉如珠，展转替替。涩往来难，如雨沾沙。虚至无力，豁豁然空。实至有力，愊愊①然强。长则迢迢，如循长竿。短则缩缩，不能满部。洪脉极大，来盛去衰。微脉极软，若有若无。紧来有力，转索无常。芤至中空，有边无中。缓脉四至，往来甚匀。弦脉端直，如张弓弦。芤弦相合，其名曰革。似沉似浮，实大曰牢。濡脉浮细，按之无有。弱脉沉细，举手全无。散脉不齐，散漫不收。细脉如丝，细直常有。伏脉沉极，着骨推寻。动脉如豆，数见于关。数止复来，其脉为促。缓止复来，其名为结。动而中止，不能自还，因而复动，代脉为然。

一脉一形，各有主病，脉象相兼，则见诸证。浮阳主

---

① 愊（bì 闭）愊：坚实貌。

表，风淫六气。有力表实，无力表虚，浮迟表冷，浮缓风湿，浮濡伤暑，浮散虚极，浮洪阳盛，浮大阳实，浮细气少，浮涩血虚，浮数风热，浮紧风寒，浮弦风饮，浮滑风痰。沉阴主里，七情气食。沉大里实，沉小里虚，沉迟里冷，沉缓里湿，沉紧冷痛，沉数热极，沉弦痰饮，沉滑痰食，沉伏痰①郁，沉涩血凝②。迟寒主脏，阴冷相干，有力寒痛，无力虚寒。数热主腑，火邪为殃，有力实热，无力劳伤。滑司③痰饮，女或有胎。涩主内伤，气血将亡。虚主诸虚，实主诸实。长则气治，短则气病。洪主火盛，微主内虚。紧为寒痛，芤为血伤。缓脉为平，缓大为风，缓滑宿食，缓细脾湿。弦脉主饮，木侮脾经，寒热胀痛，须分重轻。革伤精血，有证难医。牢必癥瘕，随见可知。濡主阴虚，弱主阳竭，细为虚损，散为虚极。伏沉着骨，霍乱吐泻。动数在关，惊痛与崩。促脉主热，火盛亡阴。结脉主寒，疝瘕劳疸。代脉为病，气血虚衰，妊娠若见，三月之胎。

脉之主病，有宜不宜，阴阳逆顺，吉凶可推。中风之脉，却喜浮迟，坚大急疾，其凶可知。风伤于卫，浮缓有汗。寒伤于营，浮紧无汗。暑伤于气，身热脉虚。湿伤于血，身肿脉缓。伤寒热病，脉喜浮洪，沉微涩小，证反必

---

① 痰：石竹山房本作"气"，《医宗金鉴》卷三十四作"闭"。
② 血凝：《医宗金鉴》卷三十四作"痹气"。
③ 司：原作"思"，据石竹山房本及《医宗金鉴》卷三十四改。

凶。汗后脉静，身凉则安，汗后脉躁，热甚必难。阳证见阴，命必危殆，阴证见阳，虽困无害。劳倦伤脾，脉当虚弱，自汗脉躁，死不可却。疟脉自弦，弦迟多寒，弦数多热，代散则难。泄泻下利，沉小滑弱，实大浮数，发热则恶。呕吐反胃，浮滑者昌，沉数细涩，结肠者亡。霍乱之候，脉代勿惊，厥逆无脉，其证必凶。嗽脉多浮，浮濡易治，沉伏而紧，死期将至。喘息抬肩，浮滑是顺，沉涩肢寒，均为逆证。火热之证，洪数为宜，微弱无神，根本脱离。骨蒸发热，脉数而虚，热而涩小，必殒其躯。劳极诸虚，浮濡微弱，土败双弦，火炎细数。失血诸证，脉必见芤，缓小可喜，数大堪忧。蓄血在中，牢大却宜，沉涩而微，速愈者稀。三消之脉，数大者生，细微短涩，应手堪惊。小便淋闭，鼻色必黄，实大可医，涩小知亡。癫乃重阴，狂乃重阳，浮洪吉象，沉急凶殃。痫宜浮缓，躁急者虚，浮阳沉阴，滑痰数热。头眩心悸，有火有痰，有力为实，无力虚看。喉痹之脉，浮洪者生，沉伏涕下，厥逆者凶。头痛之脉，浮大为虚，风寒痰火，脉必相依。腰痛之脉，挫闪必弦，浮缓风湿，沉细虚寒。脚气有四，寒热风湿，实大而洪，病势难医。痿主肺虚，足难任地，兼热者实，主虚者细。风寒与湿，合而为痹，脉若沉弦，必兼乎气。心腹之痛，其类有九，细迟速愈，浮大延久。疝属肝病，脉必弦急，牢急者生，弱急者死。黄疸湿热，洪数便宜，不妨浮大，微涩难医。五脏为积，六腑为聚，实强可生，沉细难愈。外肿内胀，脉宜沉实，微细无力，喘逆难医。中恶腹胀，紧细乃生，浮大为何？邪气已深。鬼祟之脉，左右不齐，乍大乍小，乍数乍迟。痈疽未溃，脉宜洪大，及其已溃，缓滑最宜。肺痈已成，寸数而实。肺痿之症，数而无力。痈痿色白，脉宜短涩，数大相逢，气损血失。肠痈实热，滑数相宜，沉细无根，其死可期。

妇人有子，阴搏阳别，少阴动甚，其胎已结。滑疾而①散，胎必三月，按之不散，五月可别。左疾为男，右疾为女，俱疾双产，孕乳是主，女腹如箕，男腹如釜。欲产之脉，其至离经，水下乃产，未下勿惊。新产之脉，小缓为吉，实大弦牢，有证必凶。小儿之脉，七至为平。周岁之内，虎口纹灵。

经脉病脉，业已昭详，将绝之脉，异乎寻常。心绝之脉，如操带钩，转豆躁疾，一日死忧。肝绝之脉，循刃责责②，新张弓弦，死在八日。脾绝③雀啄，又同屋漏，覆杯水流，四日死候。肺绝维何？如风吹毛，毛羽中肤，三日难逃。肾绝伊何？发如夺索，辟辟弹石，四日凶作。命脉将绝，鱼翔虾游，至如涌泉，莫可挽留。

脉有反关，动在臂后，别由列缺，不干证候。

跗阳之脉，又名冲阳，胃经之动，足面陷中。太溪之

---

① 而：原作"不"，据《医宗金鉴》卷三十四改。
② 责责：锐利可畏貌。
③ 绝：原作"脉"，据《医宗金鉴》卷三十四改。

脉，内踝跟中，肾经之动，可决死生。岐黄脉法，候病死生，太素脉法，阴阳贵清。清如润玉，至数分明，浊脉如石，模糊不清。小大贫富，涩滑穷通，长短寿夭，缓急吉凶。望闻问切，诊候贯通，四法俱备，大概详明。细心统会，庶几可宗，穷理尽性，达乎至诚。

二十七脉名形状①

浮脉阳，举之有余，按之不足（《脉经》），如微风吹鸟背上毛，厌厌聂聂，如循榆荚（《素问》），如水漂木（崔氏），如捻葱叶（黎氏）。

沉脉阴，重手按至筋骨乃得（《脉经》），如绵裹砂，内刚外柔（杨氏），如石投水，必极其底。

迟脉（阴），一息三至，去来极慢（《脉经》）。

数脉（阳），一息六至（《脉经》）。脉流薄疾（《素问》）。

滑脉（阳中阴），往来前却流利，展转替替然②，如珠之应指（《脉经》），漉漉如欲脱。

涩脉（阴），细而迟，往来难，短且散，或一止复来（《脉经》），参伍不调（《素问》），如轻刀刮竹（《脉诀》），如雨沾沙（通真子），如病蚕食叶。

虚脉（阴），迟大而软，按之无力，隐指豁豁然空

---

① 二十七脉名形状：此篇语本《濒湖脉学》。

② 替替然：持续不断貌。

（《脉经》）。

实脉（阳），浮沉皆得，脉大而长，微弦①，应指幅幅然（《脉经》）。

长脉（阳），不大不小，迢迢自若（朱氏），如循长竿稍②为平，如引绳，如循长竿为病（《素问》）。

短脉（阴），不及本位（《脉诀》），应指而回，不能满部（《脉经》）。

洪脉（阳），指下极大（《脉经》），来盛去衰（《素问》），来大去长（通真子）。

微脉（阴），极细而软，按之如欲绝，若有若无（《脉经》），细而稍长（戴氏）。

紧脉（阳），来往有力，左右弹人手（《素问》）。如转索无常（仲景），数如切绳（《脉经》），如纫箄③线（丹溪）。

缓脉（阴），去来小驶④于迟（《脉经》），一息四至（戴氏），如丝在经，不卷其轴，应指和缓，往来甚匀（张太素），如初春杨柳舞风之象（杨玄操⑤），如微风轻飐柳梢（滑伯仁）。

芤脉（阳中阴），浮大而软，按之中央空，两边实

---

① 弦：《脉经》卷一作"强"。
② 循长竿稍：《濒湖脉学》作"揭长竿末梢"。
③ 箄：捕鱼的小竹笼。
④ 驶：当作"駃"，同"快"。《濒湖脉学》正作"快"。
⑤ 杨玄操：原作"杨悬操"，据《濒湖脉学》改。

（《脉经》），中空外实，形如慈葱。

弦脉（阳中阴），端直以长（《素问》），如张弓弦（《脉经》），按之不移，绰绰如按琴瑟弦（巢氏），状如筝弦（《脉诀》），从中直过，挺然指下（《刊误》）。

革脉（阴），弦而芤（仲景），如按鼓皮（丹溪）。

牢脉（阴中阳），似沉似伏，实大而长，微弦（《脉经》）。

濡脉（阴），极软而浮细，如帛在水中，轻手相得，按之无有（《脉经》），如水上浮沤。

弱脉（阴），极软而沉细，按之乃得，举手无有（《脉经》）。

散脉（阴），大而散，有表无里（《脉经》），涣漫不收（崔氏），无统纪，无拘束，至数不齐，或来多去少，或去多来少，涣散不收，如杨花散漫之象（柳氏）。

细脉（阴），小于微而常有，细直而软，若丝线之应指（《脉经》）。

伏脉（阴），重按着骨，指下裁动（《脉经》），脉行筋下（《难经》①）。

动脉（阳），乃数脉见于关，上下无头尾，如豆大，厥厥②动摇。

促脉（阳），来去数，时一止复来（《脉经》），如蹶

---

① 难经：石竹山房本及《濒湖脉学》并作"《刊误》"。
② 厥厥：跳动貌。

之趋，徐疾不常。

结脉（阴），往来缓，时一止复来（《脉经》）。

代脉（阴），动而中止，不能自还，因而复动（仲景），脉至还入尺，良久方来（吴氏）。

辨　脉　法[①]

辨脉者，辨别诸脉象之名也。法者，诸脉部位、至数、形状、相类、相反，别之各有其法也。夫部位者，如浮、中、沉，上下之部位是也；至数者，如迟三至、数六至之至数是也；形状者，如滑流、涩滞之形状是也；相类者，如弦与紧、滑与动之相类是也；相反者，如浮与沉、虚与实之相反是也。

皮肤取而得之，谓之浮；筋骨取而得之，谓之沉。此以脉之上下部位而得名者也，是则凡脉因部位而得名，皆统乎浮沉矣。如浮而无力，谓之濡；沉而无力，谓之弱；浮而极有力，谓之革；沉而极有力，谓之牢。浮中沉俱有力，按之且大，谓之实；浮中沉俱无力，按之且大，谓之虚；浮中沉极无力，按之且小，似有似无，谓之微；浮中沉极无力，按之且大，涣散不收，谓之散。浮沉有力，中取无力，谓之芤；按之至骨，推寻始得，谓之伏。此皆以部位兼形状相反而得名者也。

① 辨脉法：此篇语本《医宗金鉴》卷十六。

一息三至，谓之迟；一息六至，谓之数。此以脉之至数而得名者也，是则凡脉因至数而得名，皆统乎迟数矣。如一息四至，谓之缓；一息七至，谓之疾；数时一止，谓之促；缓时一止，谓之结；至数不乖，动而中止，不能自还，须臾复动，谓之代。此皆以至数兼相类而得名者也。

流利如珠，谓之滑；进退艰难涩滞，谓之涩。此以脉之形状而得名者也，是则凡脉因形状而得名，皆统乎滑涩矣。如脉形粗大，谓之大；脉形细小，谓之小；来去迢迢，谓之长；来去缩缩，谓之短；来盛去衰，谓之洪。其形如豆，动摇不移，谓之动；状类弓弦，按之端直且劲，谓之弦；较弦则粗，按之左右弹指，谓之紧。此皆以形状兼相类相反而得名者也。此辨脉之大概也。

诊者于此详究，则进乎法矣。今以浮、沉、迟、数、滑、涩六脉，别之以为纲；以大、小、虚、实诸脉，辨之以为目。务使阴阳标本，虚实寒热，心中有据，指下无差，庶心手相得，而辨症处方，自无错谬矣。

持 脉 法①

持脉之要有三：曰举，曰按，曰寻。轻手循之曰举，重手取之曰按，不轻不重，委而曲之②曰寻。初持脉，轻手候之，脉见皮肤之间者，阳也，腑也，亦心肺之应也。

---

① 持脉法：此篇语本《景岳全书》卷六。
② 委而曲之：《景岳全书》卷六作"委曲求之"。

重手得之，脉附于肉下者，阴也，脏也，亦肝肾之应也。不轻不重，中而取之，其脉应于血肉之间者，阴阳相适，中和之应，脾胃之候也。若委曲寻之，而若隐若见，则阴阳伏匿之脉也。

脉　神①

脉者，血气之神，邪正之鉴也。有诸中，必形诸外。故血气盛者脉必盛，血气衰者脉必衰，无病者脉必正，有病者脉必乖。矧②人之病，无过表里寒热虚实，只此六字，业已尽之。然六者之中，又惟虚实二字为最要。盖凡以表里寒热之症，无不皆有虚实，既知表里寒热，而复能以虚实二字决之，则千病万病，可以一贯矣。且治病之法，无逾攻补。用攻用补，无逾虚实。欲察虚实，无逾脉息。虽脉有二十七③名，主病各异，然一脉能兼诸病，一病能兼诸脉，其中隐微，大有玄秘，正以诸脉中亦皆有虚实之变耳。言脉至此，有神存焉，倘不知要，而泛焉求迹，则毫厘千里，必多迷误。故予特表此义，有如洪涛巨浪中，则在乎牢执柁④干，而病值危难处，则在乎专辨虚实，虚实得真，则阴阳标本，万无一失。其或脉有疑似，又必兼症兼理，以察其孰客孰主，孰缓孰急，能知本末先后，是即

---

① 脉神：此篇语本《景岳全书》卷五。
② 矧：况且。
③ 二十七：《景岳全书》卷五作“二十四”。
④ 柁：同“舵”。

神之至也矣。

脉贵有神

夫不病之脉，不求其神，而神无不在也。有病之脉，必当求其神之有无。假如浮沉迟数之脉，故为表里寒热也，四者之中，有力无力，以分虚实，其虚实之中，贵乎有神。有神之脉，如按绵中之砂；无神之脉，竟指下如绵矣。脉如有神，虽困可起，汗攻温清之法，斟酌施用。无神之脉，百无一生，药饵岂可妄投？无论轻重缓急之症，诊候之际，不可大意忽诸。

浮沉迟数①

脉有浮沉迟数，诊有提纲大端。浮而无力为虚，有力为邪所搏。浮大伤风兮，浮紧伤寒；浮数虚热兮，浮缓风涩。沉缓滑大兮多热，沉迟紧细兮多寒。沉实须知积滞，沉弦气病奄奄。沉迟有力，疼痛使然。迟弦数弦兮，疟寒疟热之辨；迟滑洪滑兮，胃冷胃热之愆。数而有痛，恐发疮疡，若兼洪滑，热甚宜凉。阴数阴虚必发热，阳数阳强多汗黄。

---

① 浮沉迟数：此篇语本《景岳全书》卷五。

七情九气①

脉有七情之伤，而为九气之列。怒伤于肝者，其脉促而气上冲；惊伤于胆者，其气乱而脉动掣；过于喜者伤于心，故脉散而气缓；过于思者伤于脾，故脉短而气结；忧伤于肺兮，脉必涩而气沉；恐伤于肾兮，脉当沉而气怯；若脉促而人气消，因悲伤而心系②掣；伤于寒者脉迟，其为人也气收；伤于热者脉数，其为人也气泻③。

危机脉象④

脉见危机者死，只因指下无神。不问何候，有力为神，按之则隐，可见无根。盖元气之来，力和而缓；邪气之至，力强而峻。弹石硬来即去，解索散乱无绪，屋漏半日而落，雀啄三五而住，鱼翔似有如无，虾游进退难遇。更有鬼贼，虽如平类，土败于木，真弦可畏。是以危机，因无胃气，诸逢此者，见机当避。

---

① 七情九气：此篇语本《景岳全书》卷五。
② 心系：原作"人系"，据《景岳全书》卷五改。即心与肺联系的脉络。
③ 泻：《景岳全书》卷五作"泄"。
④ 危机脉象：此篇语本《景岳全书》卷五。

卷之四

《内经》脉义

诊法常以平旦①

黄帝问曰：诊法何如？岐伯对曰：诊法常以平旦，阴气未动，阳气未散，饮食未进，经脉未盛，络脉调匀，气血未乱，故乃可诊有过之脉。切脉动静，而视精明，察五色，观五脏有余不足，六腑强弱，形之盛衰，以此参伍，决死生之分。

呼吸至数②

黄帝问曰：平人何如？岐伯对曰：人一呼脉再动，一吸脉亦再动，呼吸定息脉五动，闰以太息，命曰平人。平人者，不病也。常以不病调病人，医不病，故为病人平息以调之为法。人一呼脉一动，一吸脉一动，曰少气。人一呼脉三动，一吸脉三动而躁，尺③热曰病温，尺不热脉滑曰病风，脉涩曰痹。人一呼脉四至以上曰死，脉绝不至曰死，乍疏乍数曰死。

---

① 诊法常以平旦：此篇语本《素问·脉要精微论》。
② 呼吸至数：此篇语本《素问·平人气象论》。
③ 尺：尺肤部位。

七　诊①

帝曰：何以知病之所在？岐伯曰：察九候独小者病，独大者病，独疾者病，独迟者病，独热者病，独寒者病，独陷下者病。

脉合四时阴阳规矩②

帝曰：脉其四时动奈何？知病之所在奈何？知病之所变奈何？知病乍③在内奈何？知病乍在外奈何？请问此五者，可得闻乎？岐伯曰：请言其与天运转大也。万物之外，六合之内，天地之变，阴阳之应。彼春之暖，为夏之暑；彼秋之忿，为冬之怒。四变之动，脉与之上下，以春应中规，夏应中矩，秋应中衡，冬应中权。是故冬至四十五日，阳气微上，阴气微下；夏至四十五日，阴气微上，阳气微下。阴阳有时，与脉为期，期而相失，知④脉所分，分之有期，故知死时。微妙在脉，不可不察。察之有纪，从阴阳始；始之有经，从五行生；生之有度，四时为宜。补泻勿失，与天地如一，得一之情⑤，以知死生。是故声合五音，色合五行，脉合阴阳。

---

① 七诊：此篇语本《素问·三部九候论》。
② 脉合四时阴阳规矩：此篇本《素问·脉要精微论》。
③ 乍：连词。表示选择关系，相当于"或者"。
④ 知：原作"如"，据《素问·脉要精微论》改。
⑤ 得一之情：得人与天地如一之理。情，原作"精"，据《素问·脉要精微论》改。

是故持脉有道，虚静为保①。春日浮，如鱼之游在波；夏日在肤，泛泛乎万物有余；秋日下肤，蛰虫将去；冬日在骨，蛰虫周密，君子居室。故曰：知内者按而纪之，知外者终而始之。此六者，持脉之大法。

诸脉证诊法②

夫脉者，血之府也。长则气治，短则气病，数则烦心，大则病进，上盛则气高，下盛则气胀，代则气衰，细则气少，涩则心痛。浑浑革至如涌泉，病进而色弊，绵绵其去如弦绝，死。

粗大者，阴不足阳有余，为热中也。来疾去徐，上实下虚，为厥巅疾；来徐去疾，上虚下实，为恶风③也。故中恶风者，阳气受也。有脉俱沉细数者，少阴厥也；沉细数散者，寒热也；浮而散者为眴仆④。诸浮不躁者，皆在阳，则为热；其有躁者在手。诸细而沉者，皆在阴，则为骨痛；其有静者在足。数动一代者，病在阳之脉也，泄及便脓血。诸过者切之，涩者阳气有余也，滑者阴气有余也。阳气有余为身热无汗，阴气有余为多汗身寒，阴阳有余则无汗而寒。推而外之，内而不外，有心腹积也；推而内之，外而不内，身有热也。推而上之，上而不下，腰足

---

① 保：通"宝"。珍贵。朱骏声《说文通训定声·孚部》："保，假借又为宝。"

② 诸脉证诊法：此篇语本《素问·脉要精微论》。

③ 恶风：疠风。

④ 眴（xuàn 眩）仆：眩晕仆倒。

清也；推而下之，下而不上，头项痛也。按之至骨，脉气少者，腰脊痛而身有痹也。

真脏脉见者死[1]

真肝脉至，中外急，如循刀刃责责然，如按琴瑟弦，色青白不泽，毛折乃死；真心脉至，坚而搏，如循薏苡子累累然，色赤黑不泽，毛折乃死；真肺脉至，大而虚，如以毛羽中人肤，色白赤不泽，毛折乃死；真肾脉至，搏而绝，如指弹石辟辟然，色黑黄不泽，毛折乃死；真脾脉至，弱而乍数乍疏，色黄青不泽，毛折乃死。诸真脏脉见者，皆死不治也。

黄帝曰：见真脏曰死，何也？岐伯曰：五脏者皆禀气于胃，胃者五脏之本也。脏气者，不能自致于手太阴，必因于胃气，乃至于手太阴也，故五脏各以其时，自为而至于手太阴也。故邪气胜者，精气衰也，故病甚者，胃气不能与之俱至于手太阴，故真脏之气独见，独见者病胜脏也，故曰死。帝曰：善。

精明五色[2]

夫精明五色者，气之华也。赤欲如白[3]裹朱，不欲如

---

① 真脏脉见者死：此篇语本《素问·玉机真脏论》。
② 精明五色：此篇语本《素问·脉要精微论》。
③ 白：通"帛"。一种丝织品。朱骏声《说文通训定声·豫部》："白，假借为帛。"

赭①；白欲如鹅羽，不欲如盐；青欲如苍璧②之泽，不欲如蓝③；黄欲如罗裹雄黄，不欲如黄土；黑欲如重漆色，不欲如地苍④。五色精微象见矣，其寿不久也。夫精明者，所以视万物，别黑白，审短长。以长为短，以白为黑，如是则精衰矣。

能合脉色可以万全⑤

夫脉之小大滑涩浮沉，可以指别；五脏之象，可以类推；五脏相音⑥，可以意识；五色微诊，可以目察。能合脉色，可以万全。赤脉之至也，喘而坚，诊曰有积气在中，时害于食，名曰心痹，得之外疾，思虑而心虚，故邪从之。白脉之至也，喘而浮，上虚下实，惊，有积气在胸中，喘而虚，名曰肺痹，寒热得之，醉而使内⑦也。青脉之至也，长而左右弹，有积气在心下支胠，名曰肝痹，得之寒湿，与疝同法，腰痛足清头痛。黄脉之至也，大而虚，有积气在腹中，有厥气，名曰厥疝，女子同法，得之疾使四肢汗出当风。黑脉之至也，上坚而大，有积气在小

---

① 赭：代赭石，其色赤而灰暗不泽。
② 苍璧：青色的玉石。
③ 蓝：草名，干后变暗蓝色。
④ 地苍：青黑色的田土。
⑤ 能合脉色可以万全：此篇语本《素问·五脏生成》。
⑥ 相音：之音。日本森立之："相与之古音甚相近。相音或之音讹，则与五脏之象正相切对。"
⑦ 使内：房事。

腹与阴，名曰肾痹，得之沐浴清水①而卧。

《难经》脉义

寸口动脉②

十二经中皆有动脉，独取寸口，以决五脏六腑死生吉凶之法，何谓也？然：寸口者，脉之大会，手太阴之脉动也。人一呼脉行三寸，一吸脉行三寸，呼吸定息，脉行六寸。人一日一夜，凡一万三千五百息，脉行五十度周于身，漏水下百刻，荣卫行阳二十五度，行阴亦二十五度，为一周也，故五十度复会于手太阴。寸口者，五脏六腑之所终始，故法取于寸口也。

脉有尺寸③

脉有尺寸，何谓也？然：尺寸者，脉之大要会也。从关至尺是尺内，阴之所治也；从关至鱼际是寸口内，阳之所治也。故分寸为尺，分尺为寸。故阴得尺中一寸，阳得寸内九分④，尺寸终始一寸九分，故曰尺寸也。

---

① 清水：冷水。
② 寸口动脉：此篇语本《难经·一难》。
③ 脉有尺寸：此篇语本《难经·二难》。
④ 阴得尺中……寸内九分：徐大椿曰："关以下至尺泽皆谓之尺，而诊脉则止候关以下之一寸；关以上至鱼际皆谓之寸，而诊脉止候关以上之九分，故曰尺内一寸，寸内九分。"

脉有太过不及阴阳相乘覆溢关格①

脉有太过，有不及，有阴阳相乘，有覆有溢，有关有格，何谓也？然：关之前者，阳之动也，脉当见②九分而浮，过者法曰太过，减者法曰不及。遂上鱼③为溢，为外关内格，此阴乘之脉也。关以后者，阴之动也，脉当一寸而沉，过者法曰太过，减者法曰不及。遂入尺为覆，为内关外格，此阳乘之脉也。故曰覆溢，是其真脏之脉，人不病而死也。

脉有阴阳之法④

脉有阴阳之法，何谓也？然：呼出心与肺，吸，入肾与肝；呼吸之间，脾受谷味也，其脉在中。浮者阳也，沉者阴也，故曰阴阳也。

心肺俱浮，何以别之？然：浮而大散者，心也。浮而短涩者，肺也。肝肾俱沉，何以别之？然：牢而长者，肝也；按之濡，举指来实者，肾也。脾主中州，故其脉在中，是阴阳之法也。

脉有一阴一阳，一阴二阳，一阴三阳；有一阳一阴，一阳二阴，一阳三阴。如此之言，寸口有六脉俱动耶？然：此言者，非有六脉俱动也，谓浮沉长短滑涩也。浮者

---

① 脉有……关格：此篇语本《难经·三难》。
② 见：原脱，据《难经·三难》补。
③ 鱼：鱼际。
④ 脉有阴阳之法：此篇语本《难经·四难》。

阳也，滑者阳也，长者阳也；沉者阴也，短者阴也，涩者阴也。所谓一阴一阳者，谓脉来沉而滑也；一阴二阳者，谓脉来沉滑而长也；一阴三阳者，谓脉来浮滑而长，时一沉也。所谓一阳一阴者，谓脉来浮而涩也；一阳二阴者，谓脉来长而沉涩也；一阳三阴者，谓脉来沉涩而短，时一浮也。各以其经所在，名病逆顺也。

脉有轻重①

脉有轻重，何谓也？然：初持脉，如三菽②之重，与皮毛相得者，肺部也。如六菽之重，与血脉相得者，心部也。如九菽之重，与肌骨③相得者，脾部也。如十二菽之重，与筋平者，肝部也。按之至骨，举指来疾者，肾部也。故曰轻重也。

脉有阴阳虚实④

脉有阴盛阳虚，阳盛阴虚，何谓也？然：浮之损小，沉之实大，故曰阴盛阳虚；沉之损小，浮之实大，故曰阳盛阴虚，是阴阳虚实之意也。

六甲王脉⑤

经言少阳之至，乍大乍小，乍短乍长；阳明之至，浮

---

① 脉有轻重：此篇语本《难经·五难》。
② 菽：豆类的总称。
③ 骨：《难经·五难》作"肉"。
④ 脉有阴阳虚实：此篇语本《难经·六难》。阴阳，指脉位的浅深。
⑤ 六甲王脉：此篇本《难经·七难》。六甲，即六个甲子周期。

大而短；太阳之至，洪大而长；太阴之至，紧大而长；少阴之至，紧细而微；厥阴之至，沉短而敦①。此六者，是平脉也，将病脉耶？然：皆王脉②也。

其气以何月，各王几日？然：冬至后，得甲子少阳王，复得甲子阳明王，复得甲子太阳王，复得甲子太阴王，复得甲子少阴王，复得甲子厥阴王。王各六十日，六六三百六十日，以成一岁。此三阴三阳之王时日大要也。

寸口脉平而死③

寸口脉平而死者，何谓也？然：诸十二经脉者，皆系于生气之原。所谓生气之原者，谓十二经之根本也，谓肾间动气也。此五脏六腑之本，十二经脉之根，呼吸之门，三焦之原，一名守邪之神④。故气者，人之根本也，根绝则茎叶枯矣。寸口脉平而死者，生气独绝于内也。

何以别知脏腑病⑤

何以别知脏腑之病？然：数者腑也，迟者脏也。数则为热，迟则为寒。诸阳为热，诸阴为寒。故以别知脏腑之病也。

---

① 敦：厚实。《脉经》卷五作"紧"。
② 王脉：与时令相应的脉象。王，通"旺"。
③ 寸口脉平而死：此篇语本《难经·八难》。
④ 守邪之神：谓肾间动气具有守卫机体，防止邪气侵害的功能。
⑤ 何以别知脏腑病：此篇语本《难经·九难》。

一脉十变①

一脉十变者，何谓也？然：五邪②刚柔相逢之意也。假令心脉急甚者，肝邪干心也；心脉微急者，胆邪干小肠也；心脉大甚者，心邪自干心也；心脉微大者，小肠邪自干小肠也；心脉缓甚者，脾邪干心也；心脉微缓者，胃邪干小肠也；心脉涩甚者，肺邪干心也；心脉微涩者，大肠邪干小肠也；心脉沉甚者，肾邪干心也；心脉微沉者，膀胱邪干小肠也。五脏各有刚柔邪，故令一脉辄变为十也。

脉不满五十动一止③

经言脉不满五十动而一止，一脏无气者，何脏也？然：人吸者随阴入，呼者因阳出。今吸不能至肾，至肝而还，故知一脏无气者，肾气先尽也。

绝脉反实④

经言五脏脉已绝于内，用针者反实其外；五脏脉已绝于外，用针者反实其内。内外之绝，何以别之？然：五脏脉已绝于内者，肾肝脉绝于内也，而医反补其心肺；五脏脉已绝于外者，心肺脉绝于外也，而医反补其肾肝。阳绝补阴，阴绝补阳，是谓实实虚虚，损不足而益有余。如此

---

① 一脉十变：此篇语本《难经·十难》。
② 邪：脏腑失调而为邪。
③ 脉不满……一止：此篇语本《难经·十一难》。
④ 绝脉反实：此篇语本《难经·十二难》。绝，虚损不足。

死者，医杀之耳。

脉　色①

经言见其色而不得其脉，反得相胜之脉者，即死；得相生之脉者，病即自已。色之与脉，当相②参相应，为之奈何？然：五脏有五色，皆见于面，亦当与寸口尺内相应。假令色青，其脉当弦而急；色赤，其脉浮大而散；色黄，其脉中缓而大；色白，其脉浮涩而短；色黑，其脉沉濡而滑。此所谓五色之与脉当参相应也。脉数，尺之皮肤亦数③；脉急，尺之皮肤亦急；脉缓，尺之皮肤亦缓；脉涩，尺之皮肤亦涩；脉滑，尺之皮肤亦滑。

五脏各有声色臭④味，当与寸口尺内相应，其不相应者病也。假令色青，其脉浮涩而短，若大而缓，为相胜；浮大而散，若小而滑，为相生也。

经言知一为下工，知二为中工，知三为上工。上工者十全九，中工者十全八，下工者十全六，此之谓也。

脉有损至⑤

脉有损至，何谓也？然。至之脉，一呼再至曰平，三

---

① 脉色：此篇语本《难经·十三难》。

② 相：原脱，据《难经·十三难》补。

③ 数：徐大椿曰："数者，一息六七至之谓。若皮肤则如何能数？此必传写之误，不然则文义且难通矣。"

④ 臭（xiù 嗅）：气味。

⑤ 脉有损至：此篇语本《难经·十四难》。

至曰离经，四至曰夺精，五至曰死，六至曰命绝，此至①之脉也。何谓损？一呼一至曰离经，二呼一至曰夺精，三呼一至曰死，四呼一至曰命绝，此损之脉也。至脉从下上，损脉从上下也。

损脉之为病奈何？然。一损损于皮毛，皮聚而毛落；二损损于血脉，血脉虚少，不能荣于五脏六腑也；三损损于肌肉，肌肉消瘦，饮食不能为肌肤；四损损于筋，筋缓不能自收持；五损损于骨，骨痿不能起于床。反此者，至于收病也②。从上下者，骨痿不能起于床者死；从下上者，皮聚而毛落者死。

然③治损之法奈何？然。损其肺者，益其气；损其心者，调其荣卫；损其脾者，调其饮食，适其寒温；损其肝者，缓其中；损其肾者，益其精。此治损之法。

脉有一呼再至，一吸再至；有一呼三至，一吸三至；有一呼四至，一吸四至；有一呼五至，一吸五至；有一呼六至，一吸六至；有一呼一至，一吸一至；有再呼一至，再吸一至；有呼吸再至④。脉来如此，何以别知其病也？然：脉来一呼再至，一吸再至，不大不小曰平。一呼三至，一吸三至，为适得病，前大后小，即头痛目眩；前小

① 至：原作"死"，据《脉经》卷四改。
② 至于收病也：《难经本义》曰："当作'至脉之病也'，'于收'二字误。"
③ 然：《难经·十四难》无此字，疑衍。
④ 呼吸再至：《难经本义》曰："其曰呼吸再至，即一呼一至，一吸一至之谓，疑衍文也。"又，丁锦《难经阐注》作"呼吸不至"。

后大，即胸满短气。一呼四至，一吸四至，病欲甚，脉洪大者，苦烦满；沉细者，腹中痛；滑者伤热；涩者中雾露。一呼五至，一吸五至，其人当困，沉细夜加，浮大昼加，不大不小，虽困可治，其有大小者为难治。一呼六至，一吸六至，为死脉也，沉细夜死，浮大昼死。一呼一至，一吸一至，名曰损，人虽能行，犹当着床。所以然者，血气皆不足故也。再呼一至，再吸一至，名曰无魂，无魂者当死也，人虽能行，名曰行尸。

上部有脉，下部无脉，其人当吐，不吐者死。上部无脉，下部有脉，虽困无能为害。所以然者，譬如人之有尺，树之有根，枝叶虽枯槁，根本将自生。脉有根本，人有元气，故知不死。

四时平脉病脉死脉①

经言春脉弦，夏脉钩，秋脉毛，冬脉石，是王脉耶？将病脉也？然。弦、钩、毛、石者，四时之脉也。春脉弦者，肝东方木也，万物始生，未有枝叶，故其脉之来濡弱而长，故曰弦。夏脉钩者，心南方火也，万物之所茂，垂枝布叶，皆下曲如钩，故其脉之来疾去迟，故曰钩。秋脉毛者，肺西方金也，万物之所终，草木花叶，皆秋而落，其枝独在，若毫毛也，故其脉之来轻虚以浮，故曰毛。冬脉石者，肾北方水也，万物之所藏也，极冬之时，水凝如

---

① 四时……死脉：此篇语本《难经·十五难》。

石，故其脉之来沉濡而滑，曰石。此四时之脉也。

如有变奈何？然。春脉弦，反者为病。何谓反？然。其气来实强，是谓太过，病在外；气来虚微，是谓不及，病在内。气厌厌聂聂，如循榆荚①曰平；益实而滑，如循长竿曰病；急而劲益强，如张弓弦曰死。春脉微弦曰平，弦多胃气少曰病，但弦无胃气曰死，春以胃气为本。

夏脉钩，反者为病。何谓反？然：其气来实强，是谓太过，病在外；气来虚微，是谓不及，病在内。脉来累累如环，如循琅玕②曰平；来而益数，如鸡举足者曰病；前曲后居，如操带钩曰死。夏脉微钩曰平，钩多胃气少曰病，但钩无胃气曰死，夏以胃气为本。

秋脉毛，反者为病。何谓反？然：其气来实强，是谓太过，病在外；气来虚微，是谓不及，病在内。其脉来蔼蔼③如车盖，按之益大曰平；不上不下，如循鸡羽曰病；按之萧索，如风吹毛曰死。秋脉微毛曰平，毛多胃气少曰病，但毛无胃气曰死，秋以胃气为本。

冬脉石，反者为病。何谓反？然：其气来实强，是谓太过，病在外；气来虚微，是谓不及，病在内。脉来上大下兑④，濡滑如雀之喙⑤曰平；啄啄连属，其中微曲曰病；

① 榆荚：《难经·十五难》作"榆叶"。
② 琅玕：似玉的美石。
③ 蔼蔼：盛大貌。
④ 兑：同"锐"。
⑤ 喙：原作"啄"，据《难经·十五难》改。

来如解索，去如弹石曰死。冬脉微石曰平，石多胃气少曰病，但石无胃气曰死，冬以胃气为本。

胃者，水谷之海，主禀，四时皆以胃气为本，是谓四时之变病，死生之要会也。脾者，中州也，其平和不可得见，衰乃见耳。来如雀之啄，如水之下漏，是脾衰之见也。

五脏脉证①

脉有三部九候，有阴阳，有轻重，有六十首②，一脉变为四时，离圣久远，各自是其法，何以别之？然：是其病有内外证。

其病为之奈何？然：假令得肝脉，其外证善洁，面青善怒；其内证脐左有动气，按之牢若痛；其病四肢满，闭淋，溲便难，转筋。有是者肝也，无是者非也。

假令得心脉，其外证面赤，口干，喜笑；其内证脐上有动气，按之牢若痛；其病烦心，心痛，掌中热而哕③。有是者心也，无是者非也。

假令得脾脉，其外证面黄，善噫，善思，善味④；其内证：当脐⑤有动气，按之牢若痛；其病腹胀满，食不消，

---

① 五脏脉证：此篇语本《难经·十六难》。

② 六十首：出《素问·方盛衰论》，历代认识不一。唐代王冰曰："奇恒势六十首，今世不传。"

③ 哕（yuē 约）：干呕。

④ 善味：喜食重味。

⑤ 脐：此上原有"上"字，据《难经·十六难》删。

体重节痛，怠惰嗜卧，四肢不收。有是者脾也，无是者非也。

假令得肺脉，其外证：面白，善嚏，悲愁不乐，欲哭；其内证脐右有动气，按之牢若痛；其病喘咳，洒淅寒热。有是者肺也，无是者非也。

假令得肾脉，其外证面黑，善恐、欠；其内证脐下有动气，按之牢若痛；其病逆气，小腹急痛，泄如①下重，足胫寒而逆。有是者肾也，无是者非也。

脉有生死②

经言病或有死，或有不治自愈，或③连年月不已，其生死存亡，可切脉而知之耶？然。可尽知也。诊病若闭目不欲见人者，脉当得肝脉强④急而长，而反得肺脉浮短而涩者，死也。病若开目而渴，心下牢者，脉当得紧实而数，而反得沉濡而微者，死也。病若吐血，复鼽衄血者，脉当沉细，而反得浮大而牢者，死也。病若谵言妄语，身当有热，脉当洪大，而反手足厥冷，脉沉细而微者，死也。病若大腹而泄者，脉当微细而涩，反紧大而滑者，死也。

---

① 如：而。
② 脉有生死：此篇语本《难经·十七难》。
③ 或：原作"病"，据《难经·十七难》改。
④ 强：《脉经》卷五作"弦"，义胜。

三部九候①

脉有三部，部有四经②，手有太阴、阳明，足有太阳、少阴，为上下部，何谓也？然。手太阴、阳明金也，足少阴、太阳水也。金生水，水流下行而不能上，故在下部也。足厥阴、少阳木也，生手太阳、少阴火，火炎上行而不能下，故为上部。手心主、少阳火，生足太阴、阳明土，土主中宫，故在中部也。此皆五行子母更相生养者也。

脉有三部九候，各何所主之？然。三部者，寸、关、尺也。九候者，浮、中、沉也。上部法天，主胸已③上至头之有疾也；中部法人，主膈下至脐之有疾也；尺为下部，法而应乎地，主脐下至足之有疾也。审而刺④之者也。

人病有沉滞久积聚，可切脉而知之耶？然。诊病在右胁有积气，得肺脉结，脉结甚则积甚，结微则气微。诊不得肺脉，而右胁有积气者，何也？然。肺脉虽不见，右手脉沉伏。其外痼疾同法耶？将异也？然。结者，脉来去时一止无常数，名曰结也。伏者，脉行筋下也。浮者，脉在肉上行也。左右表里，法皆如此。假令脉结伏者，内无积聚；脉浮结者，外无痼疾。有积聚脉不结伏，有痼疾脉不

① 三部九候：此篇语本《难经·十八难》。

② 部有四经：谓十二经分属于左右寸、关、尺三部，每部左右共有四经。

③ 已：《难经·十八难》作"以"。已，通"以"。

④ 刺：《难经集注》曰："刺字当作次第之次。此是审三部各有内外，主从头至足之有疾也。故知刺字传文误也。"

浮结，为脉不应病，病不应脉，是为死病也。

男尺恒虚女尺恒实①

脉有逆顺，男女有恒，而反者，何谓也？然：男子生于寅，寅为木，阳也。女子生于申，申为金，阴也。故男脉在关上，女脉在关下。是以男子尺脉恒弱，女子尺脉恒盛，是其常也。

反者，男得女脉，女得男脉也，其为病何如？然：男得女脉为不足，病在内。左得之病在左，右得之病在右，随脉言之也。女得男脉为太过，病在四肢。左得之病在左，右得之病在右，随脉言之，此之谓也。

脉有伏匿②

经言脉有伏匿，伏匿于何脏而言伏匿耶？然。谓阴阳更相乘，更相伏③也。脉居阴部，而反阳脉见者，为阳乘阴也；脉虽时沉涩而短，此谓阳中伏阴也。脉居阳部，而反阴脉见者，为阴乘阳也；脉虽时浮滑而长，此谓阴中伏阳也。重阳者狂，重阴者癫，脱阳者见鬼，脱阴者目盲。

形病脉不病④

经言人形病脉不病曰生，脉病形不病曰死，何谓也？

---

① 男尺恒虚女尺恒实：此篇语本《难经·十九难》。

② 脉有伏匿：此篇语本《难经·二十难》。

③ 阴阳……相伏：谓阳脉见于阴位（尺部），阴脉见于阳位（寸部），相互乘袭和隐藏。

④ 形病脉不病：此篇语本《难经·二十一难》。

然。人形病脉不病，非有不病者也，谓息数不应脉数也。此大法。

一脉变为二病①

经言脉有是动，有所生病。一脉辄变为二病者，何也？然。经言是动者，气也；所生病者，血也。邪在气，气为是动；邪在血，血为所生病。气主呴②之，血主濡之。气留而不行者，为气先病也；血滞而不濡者，谓血后病也。故先是动，后所生病③也。

脉　度④

手足三阴三阳脉之度数，可晓以不？然。手三阳之脉，从手至头，长五尺，五六合三丈。手三阴之脉，从手至胸中，长三尺五寸，三六一丈八尺，五六三尺，合二丈一尺。足三阳之脉，从足至头，长八尺，六八合四丈八尺。足三阴之脉，从足至胸，长六尺五寸，六六三丈六尺，五六三尺，合三丈九尺。人两足蹻脉，从足至目，长七尺五寸，二七一丈四尺，二五一尺，合一丈五尺。督、任脉，脉各长四尺五寸，二四八尺，二五一尺，合九尺。凡脉长一十六丈二尺，此所谓经脉长短之数也。

经脉十二，络脉十五，何始何穷也？然。经脉者，行

---

① 一脉变为二病：此篇语本《难经·二十二难》。
② 呴（xǔ 许）：温煦。
③ 病：原脱，据《难经·二十二难》补。
④ 脉度：此篇语本《难经·二十三难》。

血气，通阴阳，以荣于身者也。其始从中焦注手太阴、阳明，阳明注足阳明、太阴，太阴注手少阴、太阳，太阳注足太阳、少阴，少阴注手心主、少阳，少阳注足少阳、厥阴，厥阴复还注手太阴。别络十五，皆因其原，如环无端，转相灌溉，朝于寸口、人迎，以处百病而决死生也。

经云明知终始，阴阳定矣，何谓也？然。终始者，脉之纪也。寸口、人迎，阴阳之气，通于朝使①，如环无端，故曰始也。终者，三阴三阳之脉绝，绝则死，死各有形，故曰终也。

伤寒有五其脉不同②

伤寒有几？其脉有变不？然。伤寒有五，有中风，有伤寒，有湿温，有热病，有温病，其所苦各不同。中风之脉，阳浮而滑，阴濡而弱。湿温之脉，阳濡而弱，阴小而急。伤寒之脉，阴阳俱甚③而紧涩。热病之脉，阴阳俱浮，浮之而滑，沉之散涩。温病之脉，行在诸经，不知何经之动也，各随其经所在而取之。

伤寒有汗出而愈，下之而死者；有汗出而死，下之而愈者，何也？然。阳虚阴盛，汗出而愈，下之即死；阳盛阴虚，汗出而死，下之而愈。

寒热之病，候之如何也？然。皮寒热者，皮不可近

---

① 朝使：谓会聚与流出。
② 伤寒……不同：此篇语本《难经·五十八难》。
③ 甚：《难经·五十八难》作"盛"。

席，毛发焦，鼻槁，不得汗；肌寒热者，皮肤痛，唇舌槁，无汗；骨发①寒热者，病无所安，汗注不休，齿本槁痛。

望闻问切②

经言望而知之谓之神，闻而知之谓之圣，问而知之谓之工，切脉而知之谓之巧，何谓也？然。望而知之者，望其五色，以知其病。闻而知之者，闻其五音，以别其病。问而知之者，问其所欲五味，以知其病所起所在。切脉而知之者，诊其寸口，视其虚实，以知其病在何脏腑也。经言以外知之曰圣，以内知之曰神，此之谓也。

仲景脉论③

寸口，卫气盛名曰高，营气盛名曰章④，高章相搏名曰纲⑤。卫气弱名曰惵⑥，营气弱名曰卑，惵卑相搏名曰损。卫气和名曰缓，营气和名曰迟，迟缓相搏名曰强⑦。

师曰：脉，肥人责浮，瘦人责沉。肥人当沉，今反浮，瘦人当浮，今反沉，故责之。

---

① 骨发：《难经·五十八难》"骨"下无"发"字。
② 望闻问切：此篇语本《难经·六十一难》。
③ 仲景脉论：此篇语本《注解伤寒论》卷一。
④ 章：同"彰"。有余之义。
⑤ 纲：疑为"刚"。刚强。张令韶曰："纲，宜作刚，刚强也。"
⑥ 惵（dié 蝶）：恐怯。
⑦ 强：《伤寒论》卷一作"沉"。宜从。

问曰：东方肝脉，其形何似？师曰：肝者，木也，名厥阴，其脉微弦，濡弱而长，是肝脉也。肝病自得濡弱者，愈也。假令得纯弦脉者，死。何以知之？以其脉如弦直，此是肝脏伤，故知死也。南方心脉，其形何似？师曰：心者，火也，名少阴，其脉洪大而长，是心脉也。心病自得洪大者，愈也。西方肺脉，其形何似？师曰：肺者，金也，名太阴，其脉毛浮也。肺病自得此脉，若得迟缓者，皆愈，若得数者则剧。何以知之？数者，南方火，火克西方金，法当痈肿，为难治也。北方肾脉，其形何似？师曰：肾者，水也，名曰少阴，其脉沉滑，是肾脉也。肾病自得沉滑而濡者，愈也。

问曰：脉有相乘，有纵有横，有逆有顺，何谓也？师曰：水行乘火，金行乘木，名曰纵；火行乘水，木行乘金，名曰横；水行乘金，火行乘木①，名曰逆；金行乘水，木行乘火，名曰顺也。

问曰：何以知乘腑？何以知乘脏？师曰：诸阳浮数为乘腑，诸阴迟涩为乘脏也。

问曰：病有洒淅恶寒，而复发热者，何？答曰：阴脉不足，阳往从之；阳脉不足，阴往乘之。曰：何谓阳不足？答曰：假令寸口脉微，名曰阳不足。阴气上入阳中，则洒淅恶寒也。曰：何谓阴不足？答曰：尺脉弱，名曰阴

① 木：原作"水"，据石竹山房本及《伤寒论》卷一改。

不足。阳气下陷于阴中，则发热也。

问曰：脉有阳结、阴结者，何以别之？答曰：其脉浮而数，能食，不大便者，此为实，名曰阳结也，期十七日当剧。其脉沉而迟，不能食，身体重，大便反硬①，名曰阴结也，期十四日当剧。

师曰：寸脉下不至关为阳绝，尺脉上不至关为阴绝，此皆不治，决死也。若计其余命生死之期，期以月节②克之也。

师曰：脉病人不病，名曰行尸，以无王气，卒眩仆不识人者，短命则死。人病脉不病，名曰内虚，以无谷神，虽困无苦。

又未知何脏先受其灾，若汗出发润，喘不休者，此为肺先绝也。脉浮而洪，身汗如油，喘而不休，水浆不下，形体不仁，乍静乍乱，此为命绝也。阳反独留，形体如烟熏，直视摇头者，此心绝也。唇吻反青，四肢漐习③者，此为肝绝也。环口黧黑，柔汗④发黄者，此为脾绝也。溲便失遗，狂言，目反直视者，此为肾绝也。

问曰：上工望而知之，中工问而知之，下工脉而知之，愿闻其说。师曰：病家人请云，病人苦发热，身体

---

① 硬：原作"鞕"，据石竹山房本及《伤寒论》卷一改。
② 月节：月令节气。
③ 四肢漐习：手足颤摇振动。
④ 柔汗：冷汗。

痛疼，人自卧，师到诊其脉，沉而迟者，知其差①也。何以知之？若表有病者，脉当浮大，今脉反沉迟，故知愈也。

师持脉，病人欠者，无病也。脉之呻者，病也。言迟者，风也；摇头言者，里痛也；行迟者，表强也；坐而伏者，短气也；坐而下一脚者，腰痛也；里实护腹，如怀卵物者，心痛也。

问曰：人恐怖者，其脉何状？师曰：脉形如循丝累累②然，其面白脱色也。人不饮，其脉何类？师曰：脉自涩，唇口干燥也。人愧者，其脉何类？师曰：脉浮而面色乍白乍赤。

问曰：脉有灾怪，何谓也？师曰：假令人病，脉得太阳，与形证相应，因为作汤，比还送汤，如食顷，病人乃大吐，若下③利，腹中痛。师曰：我前来不见此症，今乃变异，是名灾怪。又问曰：何缘作此吐利？答曰：或有旧时服药，今乃发作，故名灾怪耳。

问曰：脉有残贼，何谓也？师曰：脉有弦紧浮滑沉涩，此六脉名曰残贼，能为诸脉作病也。

问曰：脉有阴阳，何谓也？答曰：凡脉大浮数动滑，此名阳也。脉沉涩弱弦微，此名阴也。凡阴病见阳脉者

---

① 差：同"瘥"。病愈。
② 累累：连贯成串貌。
③ 下：原作"不"，据《注解伤寒论》卷一改。

生，阳病见阴脉者死。

寸口诸微亡阳，诸濡卫虚，诸弱营虚①，诸紧为寒。诸乘寒者则为厥，郁冒不仁，以胃无谷气，脾涩不通，口急不能言，战而栗也。

---

① 诸濡……营虚：《注解伤寒论》卷一作"诸濡亡血，诸弱发热"。

素仙笔述^①

医不贵于能愈病，而贵于能愈难病。病不贵于能延医，而贵于能延真医。夫天下事，我能之，人亦能之，非难事也。天下病，我能愈之，人亦能愈之，非难病也。惟其事之难也，斯非常人之可知；病之难也，斯非常医所能疗。故必有非常之人，而后可为非常之事；必有非常之医，而后可疗非常之病。第以医之高下，殊有相悬，譬之升高者，上一层有一层之见，而下一层者不得而知之；行远者，进一步有一步之闻，而退一步者不得而知之。是以错节盘根，必求利器，阳春白雪，和者为谁？夫如是，是医之于医尚不能知，而矧夫非医者！昧真中之有假，执似是而实非。鼓^②事外之口吻，发言非难；挠反掌之安危，惑乱最易。使其言而是，则智者所见略同，精切者已算无遗策，固无待其言矣。言而非，则大隳^③任事之心，见机者宁袖手自珍，其为害岂小哉？斯时也，使主者不有定见，能无不被其惑而致误事者，鲜矣。此浮言之当忌也。又若病家之要，虽在择医，然而择医非难也，而难于任医。任医非难也，而难于临事不惑，确有主持，而不致朱

---

① 素仙笔述：此篇语本《景岳全书》卷三。

② 鼓：原作"故"，据《景岳全书》卷三改。

③ 隳（huī 灰）：毁坏。

紫混淆者之为更难也。倘不知此，而偏听浮议，广集群医，则骐骥①不多得，何非冀北驽群②？帷幄有神策③，几见圯桥④杰竖？危急之际，奚堪庸妄之误投？疑似之间，岂可纷纭之错乱？一着之谬，此生付之矣。以故议多者无成，医多者必败。多，何以败也，君子不多也。欲辨此多，诚非易也。然而尤有不易者，则正在知医一节耳。夫任医如任将，皆安危之所关。察之之方，岂无其道？第欲以慎重与否观其仁，而怯懦者实似之；颖悟与否观其智，而狡诈者实似之；果敢与否观其勇，而孟浪者实似之；深浅与否观其博，而强辩者实似之。执拗者若有定见，夸大者若有奇谋。熟读几篇，便见滔滔不竭；道闻数语，谓非凿凿有据⑤？不反者，临涯已晚；自是者，到老无能；执两端者，冀自然之得失；废四诊者，犹瞑行之瞎马；得稳当之名者，有耽搁之误；昧经权之妙者，无格致之明。凡此之法，何非征医之道？而征医之难，于斯益见。然必曰小大方圆全其才，神圣工巧全其用，能会精神于相与之际，烛微妙于幽隐之间者，斯足谓之真医，而可以当性命之任矣。惟是皮质之难窥，心口之难辨，守中者无言，怀

---

① 骐骥：良马。

② 驽群：劣马。

③ 策：《景岳全书》卷三作"筹"。

④ 圯（yí 仪）桥：指秦末张良与一老父相遇并受《太公兵法》之桥。事见《史记·留侯世家》。

⑤ 据：《景岳全书》卷三作"凭"。

玉者不炫，此知医之所以为难也。故非熟察于平时，不足以识其蕴蓄；不倾信于临事，不足以尽其所长。使必待渴而穿井，斗而铸兵，则仓卒之间，何所趋赖？一旦有急，不得已而付之庸劣之手，最非计之得者。子之所慎，斋战疾，凡吾侪同有性命之虑者，其毋忽于是焉。噫！惟是伯牙常有也，而钟期不常有①，夷吾常有也，而鲍叔不常有②。此所以相知之难，自古苦之，诚不足为今日怪。倘亦有因余言而留意于未然者，又孰非不治已病治未病，不治已乱治未乱之明哲乎？惟好生者略察之！

---

① 伯牙……不常有：相传春秋时伯牙善弹琴，钟子期善听琴，曾从伯牙琴声中揣其心志，后以喻知音难得。

② 夷吾……常有：夷吾，即管仲，春秋时齐国的政治家、哲学家、军事家，助齐桓公称霸，鲍叔牙善知人，曾向齐桓公举荐管仲，后以喻知人不易。

校注后记

清·奎瑛所撰《素仙简要》四卷，为一综合性医书。内容可分为药性与诊候两部分，药性按平、温、寒、热四性分类记述，并以药物的药性结合升降浮沉和七情配伍的原则予以阐述；诊候简述诊脉各法，并介绍望、闻、问、切四诊，内容简略。该书现存版本有清道光二十四年甲辰（1844）明道堂刻本与1914年上海石竹山房石印本两种。1994年陆拯主编浙江科学技术出版社出版的《近代中医珍本集·医话分册》收录了《素仙简要》，但至今未见经过校注整理的简体单行本。

本次整理以清道光二十四年甲辰（1844）明道堂刻本为底本，以1914年上海石竹山房石印本（简称石竹山房本）为校本。通过认真的整理与研究，我们认为《素仙简要》具有如下学术特征。

一、重点突出，选材广泛

《素仙简要》一书所论集中于本草与诊候两个方面，奎瑛认为"药性、诊候二书，医家必须熟读，书不熟则理不明，理不明则见识不真"，况"望、闻、问、切，古圣称为神圣工巧，盖医之首务"，故全书四卷，卷一收录"中正和平，诸书所共取，人世所常用"的药物五百六十四种，分平、温、寒、热四性，以类相从，以歌诀的形式，使"初学读之，一览可知"。卷二论述药物的气味阴阳、五味性用、升降浮沉以及配伍宜忌、剂型用法等。卷三、卷四重点论述望、闻、问、切四诊的要领，尤其重视对脉诊的论述，约占全书篇幅的四分之一。

本书选编历代文献而成，其选材较为广泛，包括《内经》《难经》《伤寒论》《神农本草经》《脉经》《中藏经》等中医古典著作，以及后世本草学著作如《本草衍义》《汤液本草》《珍珠囊补遗药性赋》《本草纲目》《本草蒙筌》《本草备要》等，诊断学著作如《景岳全书》《类经》《濒湖脉学》《医宗金鉴·四诊心法要诀》《医宗金鉴·订正伤寒论注·辨脉法》等，内容的选择均较为精当，切合实用。

二、通俗易懂，逻辑性强

《素仙简要》顾名思义，内容简要，通俗易懂，为较好的普及性读物。诚如其自序所说："药性取其简明，诊候揭其要旨，酌古准今，参互考订。平居读之，可期理法贯通；临证施之，不致攻补差谬，使为师者必由是而教，为弟子者必由是而学，盖为医家初学之津梁也。"其编著凡例也说："是编之作……发挥经旨，不事虚文，惟在简当易明。"其行文或以歌诀，或富有韵味，琅琅上口，便于记忆与普及，所谓"是集统会经义，由博返约，用便搜求，使学者易于记诵，实从前未有之编，亦可以为医林中行远升高之一助耳"。

虽然全书为选择他书内容编排而成，但相关内容的论述更为详细，逻辑性更强。以《素仙简要·诊候四言诀》为例，其材料大多选自《医宗金鉴·四诊心法要诀》。如论浮沉脉象，《素仙简要·诊候四言诀》说："迟数既明，浮沉须别。浮脉法天，清轻在上，轻举皮毛，如水漂木。沉脉法地，渊泉在下，重按筋骨，如绵裹沙。浮沉迟数，辨内外因。外因于天，内因于人。天有阴阳，风雨晦明。人喜怒忧，思悲恐惊。浮表沉里，迟寒数热，脉理浩繁，四者总括。其余脉象，又当审详，触类引伸，各有形状。"《医宗金鉴·四诊心法要诀》则谓："迟数既明，浮沉须别。浮沉迟数，辨内外因，外因于天，内因于人。天有阴阳，风雨晦明。人喜忧怒，思悲恐惊。浮沉已辨，滑涩当明。涩为血滞，滑为气壅。浮脉皮脉，沉脉筋骨，肌肉候中，部位统属。"又如《素仙简要》说："滑司痰饮，女或有胎。""缓脉为平，缓大为风，缓滑宿食，缓细脾湿。"《医宗金鉴·四诊心法要诀》说："滑司痰病，关主食风，寸候吐逆，尺便血脓……缓湿脾胃，坚大湿壅。"两相比较，则《素仙简要》无论是在论述的详略性、实用性、逻辑性方面，都更胜一筹。

三、提纲挈领，偶有发挥

《素仙简要》在对前人资料汇集编排的基础上，一方面以小标题的形式对汇编内容进行概括，如卷二之"气味阴阳""五味药性""五色入五脏""五味入五脏""五行相克""五味所能""五味所伤""五脏所苦所欲""五脏补泻""升降浮沉""五运六淫用药式"等，起到提纲挈领的作用；另一方面，在对相关问题论述的基础上加以总括，如论脉象谓"浮表沉里，迟寒数热，脉理浩繁，四者总括"，即以浮、沉、迟、数四脉作为诊脉之总纲。

《素仙简要》一书主要征引前代文献，唯卷二"素仙法则"为奎英所撰，其所论调理气血、痰火论治、五脏调补、三因制宜、治病求本的具体方法，颇有临床指导意义。

总之，《素仙简要》作为一本颇具特色的普及性读物，具有推介的价值，诚如其凡例所说："学者熟习谙练，临证之时，自有得心应手之妙。"

总 书 目

I

本　草

IV

秘珍济阴　　　　　　　　外科真诠

黄氏女科　　　　　　　　枕藏外科

女科万金方　　　　　　　外科明隐集

彤园妇人科　　　　　　　外科集验方

女科百效全书　　　　　　外证医案汇编

叶氏女科证治　　　　　　外科百效全书

妇科秘兰全书　　　　　　外科活人定本

宋氏女科撮要　　　　　　外科秘授著要

茅氏女科秘方　　　　　　疮疡经验全书

节斋公胎产医案　　　　　外科心法真验指掌

秘传内府经验女科　　　　片石居疡科治法辑要

儿　科

婴儿论

幼科折衷

幼科指归

全幼心鉴

保婴全方

保婴撮要

活幼口议

活幼心书

小儿病源方论

幼科医学指南

痘疹活幼心法

新刻幼科百效全书

补要袖珍小儿方论

儿科推拿摘要辨症指南

外　科

大河外科

伤　科

正骨范

接骨全书

跌打大全

全身骨图考正

伤科方书六种

眼　科

目经大成

目科捷径

眼科启明

眼科要旨

眼科阐微

眼科集成

眼科纂要

银海指南

明目神验方

银海精微补